直面
阿尔茨海默病

主 编　李 中　张桂莲　刘云云

副主编　王 瑾　谢亮真　张媛媛

人民卫生出版社
·北京·

图书在版编目（CIP）数据

直面阿尔茨海默病 / 李中，张桂莲，刘云云主编.
北京：人民卫生出版社，2024. 12（2025. 4重印）.
ISBN 978-7-117-36517-8

Ⅰ. R749. 1-49

中国国家版本馆CIP数据核字第2024YD8266号

人卫智网	www.ipmph.com	医学教育、学术、考试、健康，购书智慧智能综合服务平台
人卫官网	www.pmph.com	人卫官方资讯发布平台

直面阿尔茨海默病
Zhimian Aercihaimo Bing

主　　编：李　中　张桂莲　刘云云
出版发行：人民卫生出版社（中继线 010-59780011）
地　　址：北京市朝阳区潘家园南里 19 号
邮　　编：100021
E - mail：pmph @ pmph.com
购书热线：010-59787592　010-59787584　010-65264830
印　　刷：北京瑞禾彩色印刷有限公司
经　　销：新华书店
开　　本：710×1000　1/16　　印张：19
字　　数：238 千字
版　　次：2024 年 12 月第 1 版
印　　次：2025 年 4 月第 2 次印刷
标准书号：ISBN 978-7-117-36517-8
定　　价：69.00 元
打击盗版举报电话：010-59787491　E-mail：WQ @ pmph.com
质量问题联系电话：010-59787234　E-mail：zhiliang @ pmph.com
数字融合服务电话：4001118166　E-mail：zengzhi @ pmph.com

编　者（按姓氏笔画排序）

卫　萌（西安交通大学第一附属医院）

王　瑾（西安交通大学第一附属医院）

王玉周（中山大学附属第六医院）

伦婷婷（肇庆医学院中医学院）

刘云云（中山大学附属第六医院）

刘舜杰（中山大学附属第六医院）

江　毓（西安交通大学第二附属医院）

苏　双（南方医科大学南方医院）

李　中（中山大学附属第六医院）

李　琛（西安交通大学第二附属医院）

何　露（中山大学附属第六医院）

余　瑾（广州中医药大学）

张　虹（陕西省人民医院）

张　素（中山大学附属第六医院）

张至英（中山大学附属第六医院）

张桂莲（西安交通大学第二附属医院）

张媛媛（温州医科大学同一健康研究院）

范清雨（西安交通大学第二附属医院）

季若冰（中山大学社会学与人类学学院）

赵江佩（中山大学附属第六医院）

侯媛媛（陕西中医药大学附属医院）

洪鑫阳（中山大学附属第六医院）

高　玲（西安交通大学第一附属医院）

商苏杭（西安交通大学第一附属医院）

程　瑜（中山大学医学院）

谢亮真（南方医科大学南方医院）

雷晓辉（西安交通大学第二附属医院）

谭利凯（中山大学附属第六医院）

黎小妍（中山大学附属第六医院）

霍　康（西安交通大学第一附属医院）

编写秘书　李　靖（中山大学附属第六医院）

平面插画　谭金金（西安邮电大学数字艺术学院）

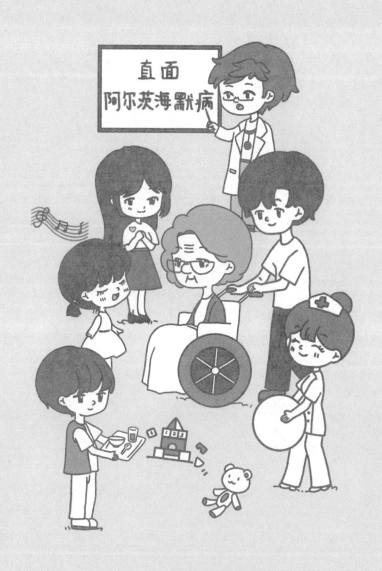

谨以此书献给
所有关注认知障碍的人

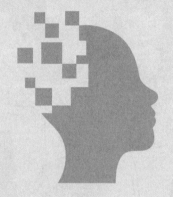

欢迎大家踏入《直面阿尔茨海默病》这本充满深度和温情的科普大作。阿尔茨海默病，如今已成为我国最为常见的痴呆类型，给无数家庭带来了沉重的负担。尽管国内对阿尔茨海默病的防治高度重视，但市场上适合广大读者的科普类书籍较少。因此，《直面阿尔茨海默病》应运而生，旨在以通俗易懂的方式，让广大读者从更接地气的角度全面认识阿尔茨海默病。

本书从读者角度出发，以崭新的故事方式，为广大读者提供了一次全面认识阿尔茨海默病的契机。在阅读过程中，读者仿佛化身为故事中的主角，身临其境地了解阿尔茨海默病的旅程。从对阿尔茨海默病的概念初识，到深入剖析其病理生理、发病机制、临床表现、辅助检查、治疗方案、药物选择与注意事项等全方位知识，使阿尔茨海默病的每一个层面都如画卷般清晰呈现在读者面前，引领读者进入一个全新的阿尔茨海默病世界。这是一本充满温度和人情味的书籍，我们相信，在您阅读的过程中，不仅能够收获科学知识，更能够感受到对患者及其家庭的理解与关怀。

本书编写团队凭借强大的专业背景与细致严谨的态度为《直面阿尔茨海默病》注入了深厚的内涵。编写团队囊括认知神经科学、人类学、社会学、照护学等领域的专家学者，涵盖临床、药学、中医、营养、康复、护理、社工、健康管理等专业范围。本书既强调专业性，又注重人文关怀，真正做到深入浅出、雅俗共赏。他们的付出和专业精神将为广大读者呈现一部既具备科学性又富有人文关怀的阿尔茨海默病科普著作，为推动阿尔茨海默病科普事业提供了范本。在编写团队的引领下，《直面阿尔茨海默病》无疑将为广大读者深入探索、理解和应对阿尔茨海默病提供重要指导。

希望通过他们的辛勤努力，能够为我们的社会提供更多关于阿尔茨海默病的科学知识，为相关领域的发展贡献智慧和力量。正所谓：老年记忆渐褪色，亲情痛苦刺心扎；医者心声书中见，普及知识照暗明。《直面阿尔茨海默病》的出版将对推动社会对阿尔茨海默病的关注与重视发挥重要的作用，期待这本书能够成为想要了解阿尔茨海默病的读者的良师益友，让更多人关注、关心并参与到阿尔茨海默病的防治中来。

愿《直面阿尔茨海默病》成为提高民众对该疾病知晓度的一颗明星。让我们共同努力，直面阿尔茨海默病，为建设一个更加健康、温馨的社会贡献一份力量。

首都医科大学

神经病学系主任　贾建平

2024 年 2 月

一口气看完了医学科普书《直面阿尔茨海默病》的初稿，我被这本书朴实而新颖的写作方式深深吸引，全书围绕阿尔茨海默病展开，紧扣主题，语言娓娓道来、通俗易懂，近百张形象动人的漫画，使读者能更深刻理解这一疾病。这是一本很好的科普书，也似剧情脚本。

在这个充满机遇和挑战的时代，健康始终是我们最宝贵的财富之一。然而，随着人口老龄化社会的到来，阿尔茨海默病这一颇具代表性的常见的增龄性神经系统退行性疾病，因其发病率、致残率、致死率高，已经成为当今世界医疗健康领域亟待解决的重大健康与公共卫生问题之一。

作为一名临床医生，我深知阿尔茨海默病对患者及其家人与家庭照护所带来的沉重负担。这种疾病不仅影响患者的认知能力，还对他们的情感和行为产生巨大影响。面对这一难治性疾病的挑战，我们需要更多的了解和支持，早筛、早诊、早干预是临床工作的关键，普及脑健康教育以及提高国民知晓率是医疗工作的重中之重。鉴此，有这样一本从读者角度出发、结合朴实无华的语言、全面而丰富的内容、引人入胜的故事情节来系统科普阿尔茨海默病的书籍，能提供给广大读者深入了解和理解阿尔茨海默病的机会，在当今是有其重要的现实意义和社会价值的。

本书的编委均为来自神经认知科学、人类学、社会学、照护学等相关领域的专家学者，涵盖临床、药学、中医、营养、康复、护理、社工、健康管理等专业范围。他们以"病患与照护者为中心"，立足于患者及其家属亲友，致力于创作出一部能让读者全面系统了解阿尔茨海默病的科普著作，向读者传递医学人文关怀与共情之心。书中很多内容来自临床实践经验和最新研究成果，他们花费了大量时间与精力撰写、修改、完善此书稿，编写的辛劳与付出难能可贵，值得敬佩！

　　阅读这本书不仅能帮助我们更好地理解阿尔茨海默病的疾病本质，还能让我们认识到患者及其家人所面临的困境和挑战，通过这种理解与共情，呼吁社会公众更深切地关注、认识、支持与帮助患者，为他们的生活带来宽慰、鼓励和希望。同时，也能引导公众注意防范患病风险，加强健康意识。

　　祝愿这本科普书能够为助力老龄化社会向更健康、更有温度的方向进步与发展而做出应有的贡献！

中山大学附属第六医院

国家高级认知中心主任　吴小剑

吴小剑

2024 年 2 月

很多记忆力不好的患者看完门诊后，都会问这样的问题："教授，我记忆力不好，应该注意些什么，要如何防治呢?"这时，同事们只是拿出认知障碍宣传小册子给患者或家属，然后告知患者或家属回家仔细学习。宣传小册子对认知障碍的预防及治疗解释得都不是很全面，想全面深入地了解认知障碍仅靠宣传册是远远不够的，而市面上关于认知障碍的科普图书少之又少。每每思及此处，我都会暗下决心，即使再忙再累，我也要编写一本关于认知障碍的科普图书，进行科普宣传。说句实话，对我们这样在临床一线实践了30多年的医者来讲，提笔撰写适合广大读者的科普类书籍还真不是件容易的事。然而，每当面对就诊患者、家属或照料者无助的诉求时，我觉得必须排除万难去实现我的初衷。

目前，人口老龄化已经成为世界范围内不可逆转的人口发展趋势。伴随着全球人口老龄化，认知记忆障碍尤其是痴呆，已经成为危害全球老年人群生命健康和生活质量的不能回避的重大疾病。据2022年统计数据，我国的痴呆患病人数为13 143 950人，约占全球总患病人数的25.5%，患病率为924.1/10万，年龄标化患病率为788.3/10万，死亡率为22.5/10万，年龄标化死亡率为23.3/10万；我国痴呆患病率和死亡率均高于全球平均水平。这庞大数字的背后，映射出的是整个社会的沉重负担与一个个家庭的艰难处境。

阿尔茨海默病是痴呆中最常见的疾病，目前我国约有1 000万阿尔茨海默病患者，预计到2030年将超过2 000万人。有关数据显示，我国因阿尔茨海默病导致死亡的人数总量顺位从1990年的第10位快速跃升至2019年的第5位，且呈持续上升趋势。因此，对阿尔茨海默病的防治已经成为迫在眉睫的社会健康卫生课题。

阿尔茨海默病给患者和照料者带来沉重的精神和经济负担，每个家庭面临的常见问题是：阿尔茨海默病到底是什么疾病？阿尔茨海默病会遗传吗？阿尔茨海默病能够及早发现吗？患了阿尔茨海默病该如何治疗和照料？患了阿尔茨海默病，家属该如何面对疾病及患者？阿尔茨海默病患者的亲属该如何预防此病？……

　　针对这些问题，我们有幸邀请国内认知障碍相关领域的专家共同商讨并最终达成编写科普书籍的共识。在编写过程中，专家们非常用心地对待每一个阿尔茨海默病患者家庭可能遇到的问题，采取普适化的语言为读者提供详细的解释和建议，内容覆盖面广，可读性强，能够站在读者的立场上运用深入浅出、通俗易懂的方式呈现。初稿由多位专家通力合作完成，成稿后各自邀请身边三位读者试读并提出宝贵意见。此后，编委会组织三次集体修订，大家克服种种困难，在繁忙的工作之余，终于定稿。同时，也特别感谢中山大学附属第六医院李靖在百忙中对本书稿文字的用心整理，感谢西安邮电大学数字艺术学院谭金金的原创性平面插画，借此也感谢读者对本书的期待和鼓励。

　　我们希望这本科普书在应对社会老龄化进程的道路上能够发挥出建设性的作用，帮助千千万万阿尔茨海默病患者及家庭，这是我们最大的心愿和初衷，也是我们最期待的结果。书稿凝聚了各位专家的心血和智慧，但难免有疏漏之处，恳请广大读者指正。

　　再次感谢为本书的成功定稿做出贡献的专家、友人和患者们，借用书中的一句话：谨以此书献给所有关注认知障碍的人。

　　正确面对、不容回避；阿尔茨海默病诊疗永远不早，也不会太晚。

2024 年 2 月于广州

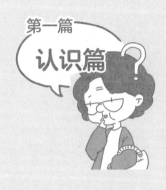

第一篇
认识篇

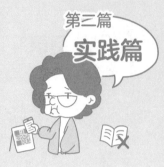

第二篇

实践篇

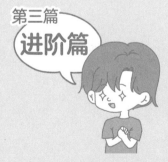

第三篇

进阶篇

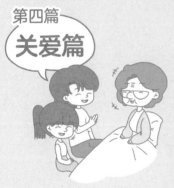

第四篇
关爱篇

第一篇
认识篇

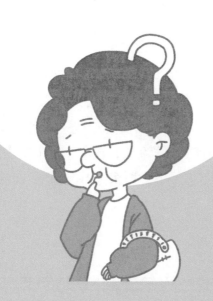

第一章

认识阿尔茨海默病

第一节　李奶奶的智慧岁月

李奶奶是一位慈祥的老奶奶。她有着一双灵活的手，常常编织美丽的毛衣送给村里的孩子。她还是个"故事大王"，每天傍晚，邻居们都会聚集在她家里，听她讲那些精彩的故事。她总是记得每个人的名字，还能够轻松背出家族的族谱，以及那些传承了几代的秘方。

然而，随着岁月的推移，李奶奶的精神状态开始出现变化。她变得经常丢三落四，甚至有一次忘记关掉煤气炉，差点导致火灾。刚开始，李奶奶的儿子小智和女儿小爱以为李奶奶只是年纪大了，容易健忘。然而随着时间的流逝，李奶奶的记忆力减退似乎一直在加重。有一天，她突然停下，盯着手中编织毛衣的针线，仿佛忘记了自己正在做什么。小智和小爱交换了一下疑惑的眼神，他们还从未见过李奶奶如此迷茫的表情。

第二节　阿尔茨海默病症状初现

李奶奶的症状逐渐加重，她开始经常忘记自己孩子的名字，已经不能轻松地回忆起族谱。小智和小爱越来越担心她的健康状况。

小智和小爱决定带李奶奶去看医生，那位医生正是备受尊敬的神经学专家——李医生。李医生在对李奶奶进行了一系列的测试和观察后，告诉他们李奶奶可能患上了一种叫作阿尔茨海默病的疾病。

李教授解释说："阿尔茨海默病是一种神经系统疾病，通常在老年人中发病。最初的症状包括记忆力下降、认知能力减弱，以及对时间和空间的迷失感。这是因为大脑中的神经细胞受损，导致神经递质不平衡。"

他继续解释道："阿尔茨海默病的主要特征是大脑中出现异常的蛋白质沉积，主要是β-淀粉样蛋白沉积。这些沉积物导致神经细胞逐渐死亡，从而影响大脑功能。"

"初期症状通常表现为记忆力下降，特别是短期记忆。患者可能会忘记已经发生的事情，无法记住新的信息。此外，他们可能会对时间和空间产生迷失感，无法轻松找到自己所在的位置或判断当前的日期。"

李医生看向表情迷茫的李奶奶说："李奶奶的症状最初就是这样的。她一开始是忘记事情，然后是人名、地名，最后是自己的名字。这是阿尔茨海默病的常见表现。"

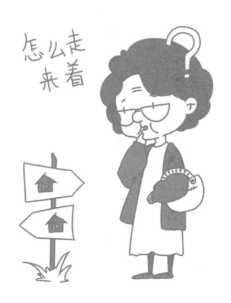

第三节 记忆的消失

随着时间的推移，李奶奶的生活变得复杂而混乱。她常常找不到家里的东西，甚至不记得自己是否吃过早餐。有时候，她会在村子里迷路，找不到回家的路。

小智和小爱决定全力支持李奶奶，他们为她制订了一个详细的日常生活计划，提醒她吃饭、洗漱，甚至帮助她穿衣。他们试图让李奶奶的生活尽量保持正常，但李奶奶的病情却一天比一天严重。

李奶奶常常变得焦虑不安，她不再能够轻松与人交谈。有时候，她会在谈话中突然停顿，不知所云。这让小智和小爱感到心痛。

小智和小爱在一次李医生回访的时候，询问了更多关于阿尔茨海默病的信息。李医生解释说，随着疾病的进展，症状会变得更加复杂和严重。

"阿尔茨海默病不仅会影响记忆力，还可能导致情感波动，包括焦虑、抑郁和情绪不稳。患者可能会变得易怒，难以控制情绪。有些患者还可能会出现幻觉、妄想，对周围的世界产生错觉。这是因为大脑的结构和功能受到了严重破坏。"

他继续解释道，"最终，患者将失去日常生活的自理能力。他们需要全面的照料，包括饮食、卫生、穿着等方面。"这对家庭和护理人员来说是一个巨大的挑战。

小智和小爱听到李医生的解释后心情十分沉重。因为他们了解到，阿尔茨海默病是一种无法逆转的疾病，而李奶奶将会经历更多的挑战和困难。但是，他们会继续陪伴李奶奶，为她提供最温馨的关怀。

第四节　迷失在时间中

随着阿尔茨海默病的进展，李奶奶的症状变得越来越明显。她经常迷失在时间中，不再能够分辨白天和黑夜。有时，她会在半夜起床，并且认为是早上。这给小智和小爱带来了不小的困扰，因为他们需要不断提醒她正确的时间。

李奶奶的记忆问题也变得更加显著。她经常重复同样的问题，不记得刚刚得到的答案。她已经开始忘记家人的名字，有时甚至不认识自己的子女。

小智和小爱为了确保李奶奶的安全，决定在家中安装安全锁，以防她半夜外出。他们也在李奶奶的房间放置一块钟表，希望帮助她更好地理解时间的流逝。

在李医生回访时，小智和小爱向他咨询了关于时间和空间感知的问题。李医生解释说，时间和空间的迷失是阿尔茨海默病的常见症状之一。

"随着大脑中神经细胞的死亡，患者逐渐失去了对时间和空间

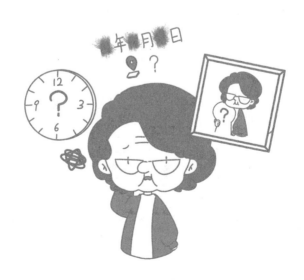

的感知能力。这导致他们无法正确判断一天的时间，也无法意识到自己所在的位置。这将带来许多日常生活方面的挑战，包括饮食、睡眠和安全。"

他继续解释道，"这些问题会对家庭成员和护理人员造成很大的压力。因此，重要的是为患者提供适当的支持和监护，以确保他们安全和舒适。同时，科学家们也在研究如何改善患者对时间和空间感知的策略，以提高患者的生活质量。"

小智和小爱觉得李医生的解释非常有帮助，让他们更好地理解了李奶奶所经历的事情，也明白了如何更好地照顾她。他们继续为李奶奶提供关爱和支持，同时寻找方法来减轻李奶奶的困扰。

第五节　情感的波动

随着阿尔茨海默病的进展，李奶奶的情绪开始变得不稳定。有时候，她会突然变得很激动，大声哭泣或愤怒发火，而在几分钟后又会变平静。这种情感的波动让小智和小爱感到非常困扰，因为他们不知道如何应对。

李奶奶的抑郁情绪也逐渐加重。她常常感到孤独和无助，觉得自己变得毫无用处。她不再对生活保持兴趣，甚至不愿意参加平常喜欢的活动，如编织和讲故事。

小智和小爱尽力安抚李奶奶的情绪，但这并不容易。他们也感到无助，不知道如何帮助李奶奶摆脱这些情感的困扰。

在李医生的办公室里，小智和小爱向他咨询了关于情感波动和焦虑、抑郁的问题。李医生解释说，这些也是阿尔茨海默病的常见症状。

"阿尔茨海默病影响大脑中的神经递质，这会导致情感波动和焦虑、抑郁情绪。患者可能会因为大脑功能不稳定而使情绪起伏不

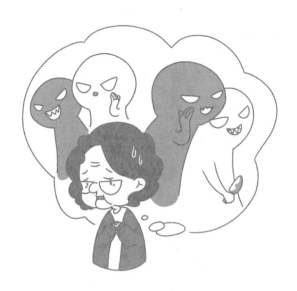

定，有时会变得非常沮丧和焦虑。这是疾病的一部分，不是他们的错。"

他继续解释道，"对于情感波动和焦虑、抑郁，有时可以通过药物和心理支持来缓解症状。所以家庭成员和护理人员的支持非常关键，可以帮助患者更好地应对情感上的困扰。"

听完李医生的解释，小智和小爱更加了解李奶奶的情况了，并明白了如何更好地处理她的情感波动。他们按照李医生的治疗方案继续给李奶奶进行药物治疗，继续给予李奶奶爱与理解，尽最大努力帮助她度过这个艰难的时期。

第六节　逐渐失去自理能力

在时间的流逝中，李奶奶的病情越发严重。她不再能够自己照顾自己，需要家人的全面照料。小智和小爱不得不帮助她吃饭、洗漱、穿衣，帮助她上厕所。

李奶奶的身体状况开始恶化。她变得非常虚弱，常常感到疲倦和无力。她的免疫系统也受到了影响，容易生病，常常因为肺部感染或尿路感染去医院住院治疗。

小智和小爱决定雇佣一位护理人员，以确保李奶奶得到足够的照顾。这对他们来说是一项巨大的责任，但他们不会离开李奶奶，无论疾病如何影响她的生活。

在一次医院的探访中，小智和小爱向李医生咨询了关于失去自理能力的问题。李医生解释说，这是阿尔茨海默病的一个重要阶段。

"随着疾病的进展，患者会逐渐失去日常生活的自理能力，包括吃饭、洗漱、穿衣、上厕所等基本生活技能。患者需要全面的照料和支持，这对家庭成员和护理人员来说是一个巨大的挑战。"

他继续解释道，"失去自理能力意味着患者需要有人全职照顾，通常需要专业的护理人员。这给家庭成员带来很大的经济压力和心理压力。因此，家庭成员需要定期寻求支持和帮助，以应对这一阶段的挑战。"

小智和小爱听完李医生的解释后，更加明白了阿尔茨海默病的严重性。尽管面临着巨大的困难和挑战，他们仍继续为李奶奶提供

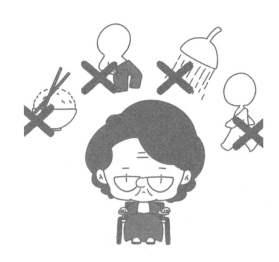

最好的照顾和护理。他们知道，家庭的支持和关爱，以及专业的护理，对这个阶段的李奶奶来说是非常重要的。

第七节　无法逆转的过程

阿尔茨海默病进展迅速，李奶奶大脑各项功能均逐渐丧失。她不再能够自己吞咽食物，甚至无法表达自己的需求。她的身体也开始衰弱，整日无精打采，萎靡嗜睡。

这一阶段让小智和小爱深感无奈，因为他们知道，阿尔茨海默病是一种无法逆转的疾病。这种疾病不仅夺走了李奶奶的记忆，还夺走了她的自理能力，最终将夺走她的生命。尽管如此，他们依然坚定地陪伴在李奶奶身边，为她提供最温馨的关怀。

他们把情况告诉李医生。李医生表示理解和惋惜，并且交代他们：

"在这个阶段，家庭成员需要特别有耐心，能够理解病情的发展。一方面要学会如何正确照顾李奶奶，确保她的营养需求得到满足。另一方面还要逐渐接受这个疾病的最终走向，学会坦然接受。"

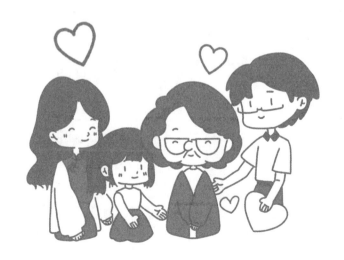

　　小智和小爱知道李奶奶已经到了阿尔茨海默病的终末期。他们听从李医生的话，逐渐接受了现实。但是他们非常珍惜与李奶奶的时光，李奶奶每一次的微笑都是他们珍贵的回忆。尽管李奶奶已经无法用言语表达感情，但她的眼神和微笑依然温暖着家人的心。

第八节　告别与希望

　　在李奶奶生命的最后时刻，她的家人围绕在床旁，守望着她。尽管她已经无法表达自己的情感，但家人知道她仍然能够感受到他们的爱和关怀。她安静地离开了这个世界，结束了她漫长的"阿尔茨海默病之旅"。

　　小智、小爱及李医生都明白，阿尔茨海默病是一种令人痛苦的疾病，不仅对患者本人造成了巨大的困扰，也对家人和护理人员提出了极大的挑战。科学家们正在努力研究这个疾病的治疗方案，希望有一天能够找到有效的方法，让更多的人免受阿尔茨海默病的折磨。

　　尽管李奶奶已经离世，但她的故事和她所经历的挣扎将留在他们的心中。

（刘云云　李中）

第二章

认识阿尔茨海默病的临床表现

第一节　阿尔茨海默病的临床表现

阿尔茨海默病起初不容易被察觉，后来会慢慢进展。阿尔茨海默病大致可分为三个阶段，但在临床上，这些阶段并不会有特别明显的分界线，各个阶段的表现可能会相互重叠或关联。

1. 早期阶段

阿尔茨海默病早期会有什么样的临床表现呢？

小智的母亲李奶奶是一位很聪慧的老人，她很聪明，学东西也很快。在退休之前她是一名数学老师，她的记忆力很好，在教学的几十年里，她能把每个学生的名字和成绩记得一清二楚，因此她也备受学生的尊敬和爱戴。

但是自从退休以后，李奶奶渐渐发现自己学习新的知识和技能很困难，而且经常会忘记最近发生的事情。随着科技的快速发展，李奶奶也意识到学习使用电脑将是与家人和朋友保持联系的必要技能。因此，她决定去附近的老年人培训中心学习老年人电脑入门基础课程。李奶奶满怀期待地来到培训中心的教室，教室里坐满了与她年纪相仿的学员。老师是一位年轻人，他耐心地向学员介绍电脑的基本知识和操作技巧。李奶奶听得很认真，她努力记住每一个步骤，如何打开电脑，如何发送电子邮件，以及如何使用鼠标。她觉得自己能够掌握这些技能。然而，随着课程的进行，李奶奶逐渐发现自己在课后很快就忘记了所学的知识。在课堂上她能够跟上老师的讲解，也能进行各种操作，但课程一结束，她便感到有些手足无措。回到家中，李奶奶坐在电脑前，凝视着黑色的屏幕，她开始摸索着打开电脑。她尝试回忆老师所教的步骤，但是记忆却愈发模糊。她试了几次，但每次都以失败告终，她完全忘记了如何打开电脑，如何发送电子邮件，以及如何使用鼠标。

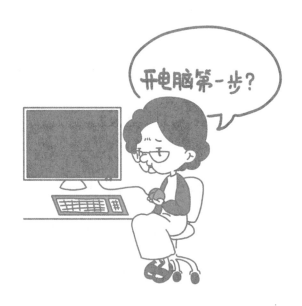

李奶奶发现自己很容易忘记新学的技能。李奶奶的儿子小智觉察到母亲在学习电脑遇到困难后，决定给她购买一部智能手机，希望母亲能够通过手机与家人保持联系，同时也能够通过观看短视频等方式打发时间。然而，李奶奶很快发现，想要学会使用智能手机也并不是一件容易的事情。小智耐心地坐在李奶奶身旁，一遍又一遍地教她如何使用智能手机。他从最基本的操作开始，向李奶奶展示如何发送信息和拨打电话。然而，李奶奶似乎完全无法掌握这些操作方法，她常常出错，甚至如何将手机从锁屏状态恢复过来都经常忘记。每次小智教李奶奶时，李奶奶都会努力地记住每一个步骤，但是不久后，这些知识像是被风吹散了一样从她的脑海中消失。李奶奶感到十分沮丧，她开始怀疑自己的记忆力出现了问题。

此外，退休后，李奶奶兴致勃勃地想要提升自己的烹饪技能，因为她喜欢为家人烹饪美食。为了实现这个目标，她购买了几本烹饪书和一些烹饪杂志，希望通过学习新的菜谱和技巧来提高自己的烹饪水平。李奶奶舒适地坐在沙发上，翻阅着色彩鲜艳的烹饪书籍和杂志。她仔细地读着每道菜的配料清单和烹饪步骤，试图将它们记在心里。然而，她很快就发现自己无法记住这些细节。每当李奶奶尝试烹饪新菜时，她都会遇到困难。有时候，她会忘记烤箱需要预热，导致食物的烹饪时间不准确；有时候，她会忘记在烹饪过程中加入糖和盐等调味料，使得菜肴缺乏味道。李奶奶意识到，记忆力和注意力对烹饪来说至关重要，而这些方面的能力似乎在她退休后明显下降。这让李奶奶不得不在厨房里贴上一张大大的备忘录，写下一些基本的烹饪要点和常用的调味料。这样，当她在烹饪感到迷茫时，就可以查看备忘录来提醒自己下一步该做什么。

因为学不会用电脑、用手机，记不住菜谱，李奶奶变得越来越沮丧，她意识到自己学习和掌握新知识、技能很困难。

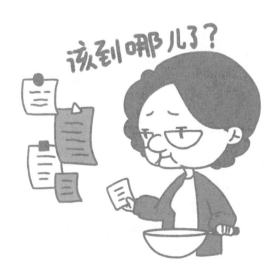

　　几个月后，李奶奶还发现自己对图形和立体结构的识别能力降低了，无法正确判断物体的位置。闲暇时候，李奶奶喜欢自己做一些手工艺品，如编织毛衣和剪纸。但最近，她发现自己做手工艺品时明显力不从心，特别是在对立体结构和物体位置进行判断的时候让她感到十分困惑。具体来说，李奶奶喜欢为儿子小智和孙子编织毛衣，这是她对家人表达关爱的一种方式。然而，在编织的过程中，她面临着一个新的挑战：无法正确判断针头和毛线的相对位置。有一次，李奶奶坐在舒适的椅子上，手上拿着一根细细的编织针，凝视着面前的毛线球。她试图将线头穿过针孔，却总是无法准确找到正确的位置。有时候她会把线头穿进针尖的错误位置，导致线头无法通过。有时候她又会将针尖插进毛线中，而不是将线头穿过针孔。这些困扰让李奶奶无法顺利进行编织工作，结果常常将毛线织成一团杂乱的毛球。

　　李奶奶还是一名旅游爱好者，刚退休时，她常常约以前的同事到附近的景点打卡拍照、游山玩水。但最近几个月来，她发现在户外拍风景照时，自己无法正确判断山川、河流和人像之间的位置和

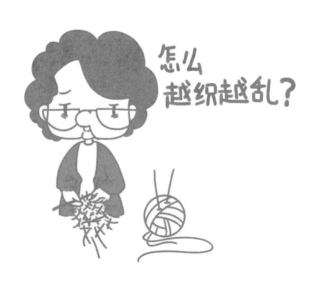

距离，这让她的摄影技术受到了很大的影响，拍摄出来的照片也不如以前那么清晰和美丽。有时她会误以为远处的山峰比实际更近，导致照片中缺乏远近的层次感；有时她会低估人物与景物之间的距离，使得人物在照片中显得过小。

又过了几个月，李奶奶的命名和表达能力也下降了，有时候难以用正确的词来描述同一类事物。李奶奶到处旅游，游览各种名胜古迹的时候，她发现自己无法恰当地描述所看到的景物，导致她难以与同行的人正常交流。一次，她跟着旅行团前往名为"凤凰山"的山峰，但是在途中她和儿子小智通电话时，却怎么也想不起"凤凰山"的名字了，只能反复描述山的形状像一只张开翅膀的大鸟，甚至自己还编造了一个山的名字——"鸟山"，这让儿子小智十分困惑，甚至一度以为自己的母亲去错了目的地。再比如，李奶奶退休后，经常和朋友一起打麻将，这是她生活的一大乐趣。然而，在打麻将时，她发现自己有时候难以用正确的词来描述牌的种类，经常把"筒"叫成"条"。这导致她常常出错，让她的牌友们颇为不满。而且，在日常生活中，李奶奶也会把很多常见东西的名字叫错，她常常将"汽车"说成"火车"，将"苹果"说成"梨子"，这让她和儿子小智沟通时经常产生误会，使小智十分困扰。

渐渐地，李奶奶还出现了情绪方面的问题。李奶奶的情感变得比较淡漠，偶尔会变得易怒、悲伤等。最近几个月，儿子小智发现李奶奶的情感变得比较冷漠，似乎对自己和孙子漠不关心，也不像以前那样对家人尽力关心和照顾。有一天晚上，儿子小智应酬完喝得醉醺醺的。他推开家门，踉跄着进入客厅，一不小心摔倒在地，结果胃里的酒水像喷泉一样喷了出来，满地都是。但李奶奶坐在沙发上，仍专心地看着电视剧。李奶奶似乎听到了开门的声音，她的目光转向门口，抬起头，看到小智在地上狼狈不堪，脸色苍白。然而，她并没有表现出丝毫的惊慌或关切。"妈，我喝多了，不舒服，帮我一下……"小智结结巴巴地说道。然而，李奶奶只是淡淡地瞥了一眼，然后继续专注地看着电视。她完全无动于衷，对儿子的窘境毫不在意。这让小智感到无比失望和难过。

小智发现李奶奶与朋友的联系也变少了，以前经常和朋友一起出去旅游，现在连出门都变得很少。小智觉得自己母亲的生活变得十分单调。

除了情感淡漠，李奶奶的情绪波动也变得非常大。李奶奶在某些情况下变得易怒，即使是一些小事也能引发她的不满和愤怒。这让家人和朋友都感到担忧，因为她经常对他们发脾气。有一天，小智不小心踩脏了地板，留下了一道明显的鞋印。李奶奶的眉头皱了起来，她看着脏乱的地板，愤怒地质问道："你怎么这么不小心？！这地板刚刚打扫干净，你就踩上去了!"小智解释："妈，真的是不小心，我会擦掉的，不要生气。"然而，李奶奶却不愿听他解释，她的脸色越来越阴沉，怒气逐渐积聚。她对小智破口大骂起来，不管小智如何解释道歉，她都无法控制自己的情绪。

这种情况不仅在家里发生，在和朋友相处时也出现过。有一次，李奶奶邀请朋友吃饭。在吃饭过程中，朋友夹菜时一下子没控制好，不小心让碗从手中滑落，碗掉在地上打碎了。李奶奶立刻变得暴怒起来，她的脸色一片阴沉，眼神充满了愤怒和不满。她对朋友大声责备起来，言辞之间充满了侮辱和伤害。这种反应让家人和朋友感到震惊和困惑。他们都知道李奶奶平时是一个温和善良的人，但她的脾气问题似乎在近期变得越来越严重。大家开始担心李奶奶的情绪波动会对她的身心健康造成不良影响。

虽然有这样那样的问题，李奶奶还是承担着做家务的任务，她经常为家人烹饪美食、洗衣服等，手脚还很麻利。

于是，小智带李奶奶到医院去看医生，在神经内科门诊做了一些检查，脑电图结果并没有发现明显的异常，头颅磁共振只是发现有轻度的脑萎缩，主要是脑内区域中两边的海马结构缩小得比较明显。结合其他一些检查结果，以及小智对李奶奶的描述和体格检查，医生诊断可能是阿尔茨海默病早期，于是开了一些药物让李奶奶回家坚持服用。

2. 进展期阶段

进展期的阿尔茨海默病会有什么样的表现呢？

在李奶奶出现临床症状后的第2年到第10年，她开始感到自己的记忆力出现了问题，无法回忆起最近发生的事情。有一天，李奶奶去超市买菜，准备为家人做一顿丰盛的晚饭。但当李奶奶买完东西回家后，才发现自己只买了葱、姜、蒜等调料，反而最主要的鸡肉和鱼肉忘了买，只好又重新去一趟超市。等她第二次从超市返回家时，她手里是提着一袋肉，但儿子小智却发现，她把自己的钱包落在超市里了。没办法，小智只得陪着李奶奶再去一趟超市把钱包从失物招领处拿了回来。

还有一天，李奶奶和小智在闲逛时，看到了一家饭店，李奶奶兴奋地对小智说："这家饭店可好吃了，我和朋友前几天才来过这里吃东西呢！"小智问："你们当天吃了什么呀？"没想到，儿子随口提出的这么简单的一个小问题却把李奶奶难住了，她呆立在原地，苦苦思索了十几分钟，仍然想不起那天和朋友们究竟吃了什么。

再有一次，李奶奶想看报纸，却发现找不到自己的老花眼镜，于是开始在整个家里翻箱倒柜地找呀找，卧室、厨房、客厅都找了个遍也找不到。小智看见母亲急急忙忙的样子很奇怪，便问李奶奶："妈，您在找什么呀？"李奶奶回答："我在找我的老花眼镜呢！"小智说："老花眼镜不就挂在你的脖子上吗？"经过小智的提醒，李奶奶低头一看，才发现老花眼镜就挂在自己的脖子上。这样的事情让她开始意识到自己的记忆力出现了问题，而且遗忘的情况出现得越来越频繁。

慢慢地，李奶奶也开始遗忘很久之前发生的事情。一次，李奶奶受邀参加老同学聚会，聚会上，李奶奶看到了一些熟悉的面孔，但却无法回忆起他们的名字和以前的互动经历，甚至有些人让她感到陌生，当这些老同学与李奶奶打招呼时，李奶奶只能用微笑来掩饰内心的尴尬。老同学们看到李奶奶不自然的表情时都感到十分困惑。有一天，李奶奶在家中打扫卫生时，无意中从柜子里翻找出一些旧物，看到了一些年代久远的物品，包括年画、布绸、旧照片等，但她却无法回忆起这些物品背后的故事和人物。李奶奶意识到自己的记忆力出现了严重的问题，最近发生的事和久远的事情一并忘记了。

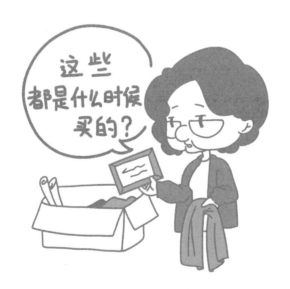

李奶奶的空间定向感也变得非常糟糕，在外出时常常找不到正确的路和方向。有一次，李奶奶在一个购物中心迷路了，当时儿子小智带李奶奶出来购物，小智因为逛累了，就先到停车场，回到自

己的车里坐着休息。小智告诉李奶奶："妈，我先到停车场休息一下，你逛完了就来停车场找我，我们一起回家。"说完小智还特意指了指前往停车场的方向。李奶奶满口答应，然后继续在购物中心里面购物，她在店内逛了很久，但当她想回到停车场时，她却无法找到方向了。她的手机电量也低了，无法打电话给家人寻求帮助。最终，她逛遍了购物中心的每个角落，还是没能找到出口。最后在保安的陪同下，李奶奶才找到前往停车场的出口，得以和小智碰面。

　　还有一天，李奶奶在吃完早饭后，按照惯例去附近的一个公园散步，按理来说，这个公园是李奶奶经常去的场所，她对散步的路线和从公园回家的路线了如指掌，但这次令人意外的是，李奶奶在公园里迷路了，她错过了原路返回的路标，迷失在公园的另一侧。李奶奶也查看过公园里的地图标识，尝试找到出口，但由于她的空间定向感很差，无法正确理解地图上的方向和标识，因此始终绕着公园内的中心湖打转，找不到离开的方向。幸好，她遇到了一位好心的游客，游客看见李奶奶在公园里兜兜转转，猜测李奶奶是迷路了。游客好心地上前询问："老奶奶，你是迷路了吗？我看你在这

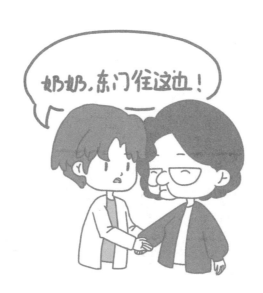

里兜了好多圈了呀？"李奶奶支支吾吾地回答道："是呀是呀，我本来是从东门进来的，但现在找不到东门在哪里了，这里好奇怪呀，像一个圆圈，没有出口。"听到这里，那位游客也明白了，李奶奶可能存在认知能力下降的问题，因而找不到正确的方向。因此，游客便搀扶着李奶奶，带她走到公园的东门，这才让李奶奶顺利地离开了公园。

李奶奶的表达能力也进一步下降，偶尔出现说话啰唆、胡言乱语等情况。李奶奶之前是一位很活跃的老人，她经常参加社区活动和志愿服务。有一次，在志愿服务活动中，李奶奶本来想让每个志愿者负责社区的一部分清洁工作，如刘阿姨负责东边的花园、陈阿姨负责西边的游乐场，但她却无法清楚地表达自己的工作安排，说话兜兜转转，导致其他志愿者误解了她的意思，一窝蜂地聚集到东边的花园搞卫生了，结果西边的游乐场没有人前往进行清洁工作，使得整个志愿服务活动乱成一团。

还有一次，李奶奶在做晚饭时发现自己家里没有酱油了，于是她敲响了邻居家的房门，想借一点酱油。但当邻居开门时，李奶奶却开始了东拉西扯，一会儿说今天的天气真好，一会儿说儿子和孙子晚上回来吃晚饭，兜兜转转说了十多分钟都没提及家里酱油不够的事情。后来邻居也不耐烦了，直接打断李奶奶的话，问李奶奶过来敲门的目的，直到这时，李奶奶才突然想起来，自己是来借酱油的，才把自己的需求说了出来。

李奶奶的计算推理能力也减弱了，即使是最基本的加减法也会出错。李奶奶在家里做家务时需要进行一些简单的计算，如在做饭时需要计算米和水的比例，或者在洗衣服时需要计算洗衣粉的用量。然而，由于计算推理能力减弱，李奶奶经常弄错水和米之间的比例或洗衣粉的用量。小智发现，母亲煮的饭不是像锅巴一样太干，就是像水一样太稀，而且母亲洗的衣服要么完全没洗干净还残留着很多污渍，要么就是洗衣粉放太多导致洗完后衣服表面全是泡泡。这让小智注意到，母亲的计算力可能出现了问题，并且在日常购物时，由于计算推理能力衰退，李奶奶难以计算折扣后的商品价格，或者计算每个物品的单价，经常出现计算错误的情况，导致李奶奶在买菜时常常付出更多的钱或者购买不了需要的物品。

小智看到李奶奶的这些变化，感觉李奶奶的阿尔茨海默病变得严重了，于是又带母亲去了神经内科门诊就诊。这时候，李奶奶的脑电图显示出广泛的慢节律，脑影像学检查显示脑室扩大、脑沟变宽、海马萎缩进一步加重等，结合李奶奶其他的检查结果，以及之前的病史和目前的体格检查，医生诊断李奶奶为阿尔茨海默病中期。

3. 晚期阶段

晚期的阿尔茨海默病会有什么样的表现呢？

在李奶奶出现临床症状后的第 8 年到第 12 年，她开始出现明显的智力衰退，这种智力衰退是多方面的，严重影响了李奶奶的日常生活。有一天，李奶奶去超市购物，但在购物的过程中，她突然发现自己迷路了。她不知道该去哪里找她需要的东西，也不知道如何回到出口。李奶奶是这家超市的熟客，现在却变得非常迷茫。她很害怕，也感到很尴尬，只能请求店员的帮助。

还有一次，儿子小智带着媳妇和孙子回家探望李奶奶。但当儿子一家人到了家里，李奶奶却忘记了他们的名字。她不知道该称呼他们什么，甚至不确定这些人是谁。这让她感到非常难堪和尴尬，她尽力回忆却什么都回忆不起来，只能傻傻盯着儿子。李奶奶的这种表现让小智感到十分担忧，觉得母亲已经出现了明显的智力衰退。并且，李奶奶甚至忘记了如何做饭。李奶奶在家里做了几十年的饭，熟悉各种家常菜的做法，但现在她却忘记了如何做饭。李奶奶不知道应该如何准备食材，不知道怎么切肉、切黄瓜，也不知道烹饪的步骤和方法，只能呆呆地坐在厨房里，这一反常举动引起了小智的注意。这些场景只是李奶奶日常生活中的一个缩影，说明李奶奶在很多方面出现了智力衰退，包括记忆力、思考能力和行动能力的衰退。

同时，李奶奶在生活上变得越来越难以自理。本来，李奶奶因患有糖尿病、高血压等多种疾病而需要长期服药。但是随着她的记忆力严重衰退，常常忘记自己是否已经服药或者吃了哪些药物，还曾因为重复服用降血糖药物使得自己血糖过低被紧急送入了医院。李奶奶的性格也变得十分孤僻和固执，即使有时候小智来探望她，李奶奶也很难参与到家人的对话中，常常对小智不理不睬。有时候小智问："妈，您有没有哪里不舒服呀？您今晚想吃什么菜呀？"李奶奶都不做回答，更别说表达自己的想法和情感了。李奶奶的身体变得越来越虚弱，经常需要家人帮助洗澡、穿衣等。

渐渐地，李奶奶的运动能力也出现了异常，她无法站立或者行走，只能终日躺在床上。李奶奶的家里只有一个浴室，而这个浴室是在卧室外面。因为她无法站立或行走，需要他人的帮助才能进出浴室。这使得她在日常生活中不得不依靠家人的帮助，才能保持个人卫生。李奶奶的手脚也变得十分僵硬，她无法自己拿起餐具或者把食物送到嘴边，每次吃饭，她只能吃软食或是使用吸管，而且还需要家人的帮助。这时候的李奶奶还经常出现大小便失禁的情况，家人需要在李奶奶的床上铺上尿布来帮助李奶奶处理大小便问题。这些场景说明，这时候的李奶奶已经完全无法生活自理，需要家人的协助和照料才能维持基本的个人卫生和营养摄入。

小智看到李奶奶的身体一天天变差，十分担心，于是推着轮椅，又带母亲去神经内科门诊就诊。此时，李奶奶的脑电图显示出弥漫性慢波，脑影像学检查显示脑室进一步扩大、脑沟进一步变宽、海马重度萎缩等，结合之前李奶奶的就诊经历和这次的检查结

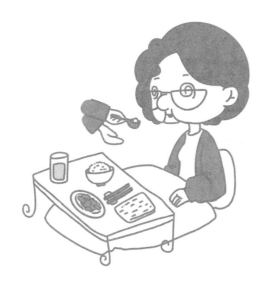

果，以及其他的辅助检查和体格检查，医生诊断，李奶奶已经到了阿尔茨海默病晚期。

从阿尔茨海默病早期到阿尔茨海默病晚期的十余年时间里，李奶奶逐渐出现了各种症状，最终丧失了生活自理能力。其实，阿尔茨海默病的症状可以分为核心症状和精神病症状两大类。核心症状主要表现为记忆障碍在内的认知障碍。李奶奶在疾病早期就开始出现记忆障碍，无法接受新信息，短期记忆也会很快消失。随着疾病的进展，她的记忆储存和回忆能力也会受到影响，他人的提示也无法帮助她回忆。此外，李奶奶的认知能力也受到了影响，她无法很好地使用和掌握日常生活所需的知识，如计算、判断、注意力、逻辑推理等。另外，李奶奶也可能会出现精神病症状，表现为妄想、幻觉、情感障碍、攻击行为、饮食障碍、睡眠紊乱等。这些症状也是李奶奶及其家属前往医院求助医生的主要原因。李奶奶的经历是许许多多阿尔茨海默病患者的一个缩影，从李奶奶的经历中我们能够了解到阿尔茨海默病患者是怎样一步步走向生活不能自理、终日卧床的结局。

第二节　阿尔茨海默病的体格检查

患者到医院就诊时，医生会做哪些检查来帮助诊断是否患有阿尔茨海默病呢？

阿尔茨海默病是一种逐渐发展的神经退行性疾病。随着病情的加重，患者的身体状态和认知功能逐渐受到损害，因此体格检查对阿尔茨海默病的诊断、评估和治疗非常重要。

体格检查包括全身检查、神经系统检查和认知功能评估。在全身检查中，医生会仔细观察患者的身体情况，包括测量身高、体重、血压，检查皮肤、头发、指甲和牙齿等。此外，医生还会关注患者的日常生活行为，如饮食习惯、睡眠质量和身体状况等，以检查其是否有体重下降、失眠、情绪不稳定等症状。对神经系统的检查是为了检测其是否存在神经系统问题，包括检查肌肉力量、反射、平衡和协调能力。认知功能评估是为了检查患者的记忆、思维和语言能力。

在神经系统检查中，医生会检查患者的意识、感觉功能、运动功能及其反应，以检测神经系统是否存在问题。通常，医生会观察患者的面部表情、眼球运动和走路姿态，并检查患者的肌肉力量、运动协调性和反应程度。

另外，认知功能评估是阿尔茨海默病的重要评估方法，包括记忆力、注意力、语言、计算、空间定向和抽象思维等方面。认知功能评估通常会通过多种神经心理学量表进行，常用的神经心理学量表包括简易智力状态检查量表（MMSE）、阿尔茨海默病筛查量表（AD8）和蒙特利尔认知评估量表（MoCA），这些神经心理学量表测试的内容包括问答题、任务执行和行为测试等。例如，医生可以要求患者记住几个物品，并在数分钟后进行回忆。医生还可以要求患者执行一些任务，如按照一定的顺序放置物品，或者让患者重复一些句子，以此来测试他们的语言能力。

第三节　阿尔茨海默病的临床特征

阿尔茨海默病有什么样的特点呢？应该怎样判断身边的家人、同事或者朋友是否患上了阿尔茨海默病呢？

阿尔茨海默病是一种神经退行性疾病，它会导致患者的认知能力逐渐丧失。该病在早期可能表现为轻微的认知障碍，但随着病情的发展，症状会逐渐加重，对患者的日常生活和独立性造成严重影响。以下是阿尔茨海默病的临床特征。

1．记忆障碍

阿尔茨海默病最常见的症状是记忆障碍。早期可能表现为忘记最近发生的事情，如忘记电话号码或人名等，随着病情加重，他们可能会忘记他们的亲人或朋友的姓名等信息。

2．语言障碍

阿尔茨海默病患者可能会有语言障碍。早期表现为忘词或说错词，随着病情加重，他们可能会完全失去正常说话和表达能力。

3．其他认知障碍

除了记忆和语言问题，阿尔茨海默病患者的其他认知能力也会逐渐下降。他们可能会失去视空间能力、判断力、计划能力和执行能力等，如可能会迷路或无法完成简单的日常任务。

4．情绪和精神行为变化

阿尔茨海默病患者可能会有不同程度的情绪异常或精神病性的症状，包括焦虑、抑郁、易激动、疑心重和幻觉等。

5. 日常生活能力受影响

随着病情的加重，阿尔茨海默病患者可能会失去独立生活的能力，需要依赖他人提供照顾和帮助。

总体来说，阿尔茨海默病是一种缓慢发展，并具有多种临床表现的神经退行性疾病，会导致严重的认知和行为问题。随着时间的推移，阿尔茨海默病会变得越来越严重，对患者的生活和自主能力将造成严重影响。

（刘舜杰　李中）

第三章

阿尔茨海默病是如何产生的

1906 年，德国神经病理学家阿尔茨海默（Alzheimer）详细描述了一位 51 岁女性患者的症状，她表现出进行性痴呆的特征：严重的记忆力损伤。尽管她能正确命名出示给她的物品，但几乎立即就会忘记。在阅读测试中，她会跳过整行文字，或者将单词拆分成单个字母，使得阅读变得毫无意义。在写作时，她频繁重复个别音节，遗漏其他部分，最终完全失去结构。在讲话时，她使用填空和释义的方式来表达自己，但无法记住某些物品的用途。这名患者去世后，阿尔茨海默利用当时新兴的银染组织学技术，对她的大脑进行了显微镜观察，发现了老年斑、神经原纤维缠结和淀粉样变性。1910 年，这种疾病被正式命名为阿尔茨海默病。

第一节　阿尔茨海默病的发病机制

阿尔茨海默病的发病机制异常复杂，涉及多条分子信号通路。目前，关于阿尔茨海默病的发病机制尚无权威解释，比较主流的看法有以下几种。

1. β-淀粉样蛋白（Aβ）学说

Aβ 毒性假说目前在阿尔茨海默病致病机制中占主导地位。现在已经知道，当年检查痴呆患者所发现的淀粉样斑块，实际上是细胞外的 Aβ 异常沉积形成的神经衰老斑块，它主要由具有异常结构的、可溶性的 β-淀粉样蛋白聚集组成。β-淀粉样蛋白斑块在神经元之间聚集，像一张有黏性的蜘蛛网，可以破坏神经元之间的通信线路，破坏它们有效发送信息的能力，并可能导致神经元损害和细胞死亡。β-淀粉样蛋白还可能与 Tau 蛋白的异常磷酸化相互作用，共同促进神经原纤维缠结的形成。

β-淀粉样蛋白是由一种称为 β-APP（β-amyloid precursor protein）的前体蛋白生成的。β-APP 存在于细胞膜上，它参与细胞信号传导、细胞黏附和神经元的生长。正常情况下，β-淀粉样蛋白通过正常代谢途径被清除。然而，在阿尔茨海默病患者中，β-APP 的代谢途径出现异常，导致异常的 β-淀粉样蛋白出现，并且不能被清除。多数 Aβ 肽的长度为 40 个残基（$Aβ_{1-40}$），也有一小部分为 42 个残基（$Aβ_{1-42}$）。$Aβ_{1-42}$ 多出的两个氨基酸导致错误折叠并聚集的可能性更大，所以一般认为 $Aβ_{1-42}$ 具有更强的神经毒性。由单体 Aβ 自发聚集成可溶性 Aβ 低聚物，形成斑块，后者聚集在一起会形成不溶性原纤维。这是阿尔茨海默病最核心的病理改变。聚集的 β-淀粉样蛋白具有毒性作用，可能引发一系列的病理过程。它们可能导致神经元炎症反应和氧化应激，增加细胞内游离氧自由基的生成，进一步损伤细胞的结构和功能。此外，有证据表明，血浆 $Aβ_{1-42}$ 水平的升高与阿尔茨海默病相关。

2. Tau 蛋白过度磷酸化学说

在家族性和迟发性阿尔茨海默病患者脑组织中，可观察到 Tau 蛋白积累这一病理学特征。细胞内高度磷酸化的 Tau 蛋白异常聚集形成纤维缠结，从而使微管扭曲变性，不能正常输送营养物质，导致神经元末端的树突和轴突发生营养不良性萎缩。

Tau 蛋白是一种在神经系统中普遍存在的蛋白质，在正常情况下，它主要存在于神经元轴突中，起着维持细胞骨架稳定性和促进微管组装的重要作用。Tau 蛋白包括多个重复单元，它们与微管结合并稳定细胞骨架的结构。Tau 蛋白与微管一起，在轴突这条长长的隧道中，负责运输细胞的营养物质和代谢产物。

在阿尔茨海默病患者中，Tau 蛋白会发生异常磷酸化，导致其结构改变。异常磷酸化的 Tau 蛋白失去了与微管正常结合的能力，导致 Tau 蛋白的异常聚集和纤维缠结的形成。这些聚集物称为神经原纤维缠结，它们在阿尔茨海默病患者的大脑中广泛分布，尤其是在与学习、记忆和认知功能相关的脑区分布较多。神经原纤维缠结的形成干扰了神经元内部结构的正常运行。它们可能阻碍细胞内的正常物质运输，干扰细胞间的信号传导，并最终导致神经元功能的受损和细胞死亡。此外，Tau 蛋白的聚集还可能引发炎症反应和氧化应激，进一步加剧神经损伤。

研究表明，异常的 Tau 蛋白可以在神经元之间传播。一种假设是聚集的 Tau 蛋白可以从一个神经元释放出来，然后通过突触连接传播到相邻的神经元，进一步促进 Tau 蛋白的异常聚集和纤维缠结的形成。这种传播机制可能使阿尔茨海默病的病理进程进一步扩散和蔓延。

3. 炎症与免疫机制

除了淀粉样斑块及神经原纤维缠结外，广泛的炎症反应也是阿尔茨海默病的重要病理表现。炎症反应刚开始可能由 Aβ 蛋白及过度磷酸化的 Tau 蛋白诱发，但随后开始自我强化，导致级联反应，在临床上表现为病情进展越来越快。

在阿尔茨海默病中，淀粉样斑块和 Tau 纤维缠结不能被代谢清除，导致大脑中的免疫细胞（如巨噬细胞和星形胶质细胞）被激活。这些免疫细胞释放细胞因子和炎症介质，既把淀粉样斑块和 Tau 纤维缠结清除掉了，同时也造成了神经元和其他类型细胞的损伤。除此以外，氧化应激也是阿尔茨海默病的一个重要机制。氧化应激可以看成是大脑内的一个化学生锈过程。氧化应激会逐渐损害神经元，损害它们正常工作的能力，并促进阿尔茨海默病的发展。而慢性炎症就是氧化应激反应的触发机制。

4. 胆碱能学说

在阿尔茨海默病中，乙酰胆碱能神经元是受损最早、最严重的细胞类型之一。这些神经元位于大脑的多个区域，包括海马体和杏仁核，这些区域在学习、记忆和情绪调节中起着重要作用。在阿尔茨海默病中，乙酰胆碱能神经元受到淀粉样斑块和 Tau 纤维缠结的影响，导致乙酰胆碱的合成和释放受阻。这种受阻进一步导致乙酰胆碱在大脑中的水平下降。乙酰胆碱降解酶的活性增加，乙酰胆碱受体的损害，进一步削弱了乙酰胆碱信号的传递效果。作为一种重要的神经递质，乙酰胆碱负责在神经元之间传递信号，尤其与学习、记忆和思维逻辑相关。乙酰胆碱是神经元之间的信使，也是协调神经元共同工作的指挥。当乙酰胆碱含量减少的时候，神经元的工作变得低效而无序。

第二节 阿尔茨海默病的病因

1. 小智问："我妈妈得了阿尔茨海默病，我以后也会得吗?"

阿尔茨海默病一般以两种形式发生，一种是由遗传决定的早发形式，另一种是非遗传的晚发形式。家族性发病在所有患者中占比不到 5%。并非所有的早发阿尔茨海默病都是遗传或基因突变引起的。淀粉样肽前体蛋白（APP）、早老蛋白 1（PSEN1）、早老蛋白 2（PSEN2）的基因突变是大多数家族性疾病的原因，家族性发病的患者一般发病年龄小于 65 岁，绝大多数患者是散发病例。

阿尔茨海默病的发病机制非常复杂，涉及遗传、环境和生活方式等多种因素。即使小智的母亲携带这些突变，小智可能有更高的风险继承这些遗传因素并发展为阿尔茨海默病。然而，遗传因素并不是唯一的因素。环境和生活方式在阿尔茨海默病的发展中也发挥重要作用。这包括教育水平、心理健康、饮食习惯、体育锻炼、心血管健康等。如果在这些方面具备一些保护因素，则有利于预防阿尔茨海默病的发生。然而，这些保护因素可能在小智母亲的身上缺失或受到其他不利因素的影响，那么她更容易患上阿尔茨海默病。

2. 小智想起来妈妈年轻的时候头部受过外伤，那是不是这个原因引起的阿尔茨海默病呢？

脑外伤作为阿尔茨海默病危险因素已有较多报道，特别是一些专门针对严重脑外伤的随访研究报道，更是引起了人们的兴趣。临床和流行病学研究提示，严重脑外伤可能是某些阿尔茨海默病的病因之一。头部外伤与阿尔茨海默病之间的关系目前仍存在争议，并没有确凿的科学证据证明头部外伤可以直接导致阿尔茨海默病的发生。

尽管如此，一些研究表明，严重的头部外伤（如重度脑震荡或颅脑损伤）可能与阿尔茨海默病的风险增加有关。这些外伤可能引起脑部损伤、神经元死亡和炎症反应，从而导致认知功能下降和神经退行性疾病的风险增加。特别是在年轻时经历重度头部外伤的人群中，可能存在较高的阿尔茨海默病患病风险。此外，一些研究还发现，头部外伤与阿尔茨海默病的关联可能取决于多个因素，如头部外伤的严重程度、复发次数、个体的遗传风险及其他生活方式因素等。

3．小智又产生了一个新的疑问，那是不是越老就越容易得阿尔茨海默病呢？

年龄与阿尔茨海默病的关系一般是遵循这样的规律的。尽管年龄不是导致阿尔茨海默病的必然因素，但统计数据显示，随着年龄的增长，患阿尔茨海默病的风险显著增加。根据研究，60 岁以上的人群中有 5%～8% 的人患有阿尔茨海默病，而在 85 岁以上的人群中，这一比例增加到 20%～30%。阿尔茨海默病的病情变化速度在不同个体之间可能存在差异。有些人可能在老年时期表现出明显的认知衰退，而一些人可能在较年轻的时期就开始出现症状。因此，老年人是否出现阿尔茨海默病症状与个体差异及其他相关因素有关。

4．听了刚才的解答，小智不免有些失望：那是不是到老了什么也做不了，只能眼睁睁地等自己得阿尔茨海默病？

其实是这样的，虽然年龄越大，罹患阿尔茨海默病的风险越高，但是年龄与其他可变可控的风险因素的相互作用也可以调控患病的风险。例如，心血管疾病、炎症反应、生活方式（如饮食、体育锻炼、智力刺激）等都可能与年龄相互交织，影响疾病的发生。显然，如果平时保持健康的生活方式，适当关注认知方面的锻炼，多社交，多运动，对预防阿尔茨海默病大有好处。听到这儿，小智的心稍微宽了一些。

5．小智又问："我感觉家里的老人变糊涂了，虽然目前还不是，但是不是很快也会得阿尔茨海默病？"

当老年人出现认知衰退和记忆问题时，人们常常会怀疑是否与阿尔茨海默病有关。然而，认知衰退的症状并不能代表患有阿尔茨海默病，因为这些症状可能由多种原因引起，如药物副作用、代谢紊乱、感染、脑血管疾病、睡眠障碍等。因此，阿尔茨海默病的确诊需要进行全面的医学评估，包括病史调查、身体检查、认知评估、神经影像学检查等，以排除其他可能的原因。小智听到这，若有所思，心想还是尽快带两位老人到医院排查一下。

6. 自从妈妈得了阿尔茨海默病，小智开始关心自己和家人的饮食，他很快又想到一个问题："有人说经常吃油炸食物容易痴呆，这是真的吗？"

目前已经发现，铝中毒可增加患病风险。铝的作用一直令人关注，因为动物实验显示，铝盐对学习和记忆有影响。流行病学研究提示，阿尔茨海默病的患病率与饮水中铝的含量有关。此外，一些研究表明，高胆固醇饮食、高饱和脂肪酸饮食和高糖饮食可能与认知功能下降和患阿尔茨海默病的风险增加有关。这些饮食模式可能对心血管健康产生不良影响，导致血管供血减少，进而对大脑功能产生负面影响。油炸食物通常富含饱和脂肪酸，热量较高，长期食用可能导致体重增加、心血管疾病等健康问题。这些健康问题与认知功能下降和患阿尔茨海默病的风险增加有一定的关联。因此，高油炸食物的摄入可能通过这些健康问题间接地与阿尔茨海默病相关。虽然目前尚无明确证据表明油炸食物会直接导致阿尔茨海默病，但不良的饮食习惯可能会增加患阿尔茨海默病的风险。

7. 小智弱弱地问："熬夜会增加阿尔茨海默病的患病风险吗？"

大量研究显示，长期熬夜、慢性失眠可能导致阿尔茨海默病，并进一步通过神经影像学检查证实每天少于 7 个小时的睡眠，与阿尔茨海默病相关的异常蛋白沉积就会增多。科学家已经发现，夜间大脑会通过脑脊液循环来清理大脑产生的代谢废物，如果睡眠时间过短，会影响这一进程。睡眠对于大脑功能和认知能力的维持至关重要。长期睡眠不足或睡眠质量差可能会对认知功能产生负面影响，并与阿尔茨海默病的患病风险增加相关。一些研究发现，睡眠不足可能与阿尔茨海默病的早期发生和发展有关。因此，保持良好的睡眠习惯对于维护大脑健康和降低阿尔茨海默病患病风险是至关重要的。

（王玉周　李中）

第四章
认识阿尔茨海默病患者大脑的改变

第一节　阿尔茨海默病的大体病理改变

人的脑组织就像核桃仁一样左右对称，表面布满了沟回。

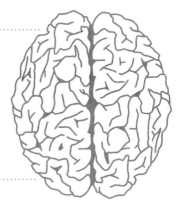

正常健康的脑组织就像新鲜的核桃仁一样圆润饱满，重量相对较重。

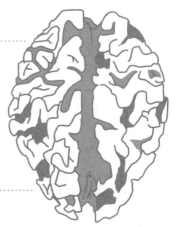

阿尔茨海默病患者的脑组织就像干瘪的核桃仁一样，脑沟加深加宽，脑回萎缩，体积缩小，重量减轻。

导致阿尔茨海默病患者脑组织干瘪的原因是什么呢？因为脑细胞逐渐死亡，造成脑内某些特定区域，尤其是颞叶、海马明显萎缩，疾病后期大脑可以呈弥漫性萎缩。

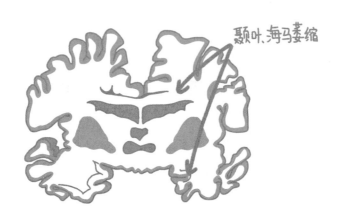

第二节 阿尔茨海默病的镜下病理改变

在显微镜下观察阿尔茨海默病患者的脑组织，会有什么改变呢？

首先大量神经元细胞丢失，尤其在大脑皮质。而残存的神经元体积缩小，同时可以有星形细胞代偿性增生。

我们可以用一片树林代表脑组织，一棵棵大树就是神经元细胞。阿尔茨海默病患者的脑组织就如下图所示。一片郁郁葱葱的树林逐渐枯萎，残存的树干间杂草丛生，枝干上残存的枝叶随风摇摆，提示还留有一丝生机。

阿尔茨海默病患者的脑组织在显微镜下还可以看到一些特征性的病理改变。

（1）神经炎斑：又称老年斑。脑组织这片树林里掉落了太多的树叶，一堆堆地聚集在某些特定位置，来不及清理，提示脑组织失

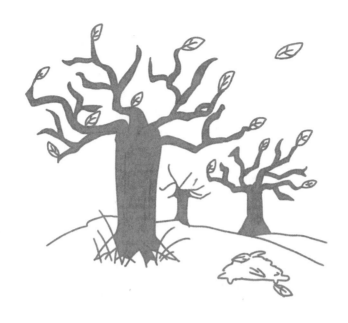

调。那么这一堆堆落叶就是老年斑。在显微镜下看到大脑皮质及某些特定部位的神经元细胞外有大量的无定形物质沉积。

老年斑的核心成分是β-淀粉样蛋白。阿尔茨海默病患者脑内β-淀粉样蛋白过度生成，而清除相对不足，高分子量的不溶性的β-淀粉样蛋白沉积后就形成了老年斑。

（2）神经原纤维缠结：显微镜下还可以看到阿尔茨海默病患者的大脑皮质和海马神经元细胞质内存在大量环状、盘绕状或缠结状的银染物质，称为神经原纤维缠结。

神经原纤维缠结是怎么形成的呢？正常人脑中存在一种维持神经细胞骨架、保障细胞内物质运输的重要物质 Tau 蛋白。在阿尔茨海默病患者脑中，Tau 蛋白发生过度磷酸化，失去了正常功能，逐渐聚集形成螺旋样结构的神经原纤维缠结，损伤神经细胞，甚至导致神经细胞死亡。

（赵江佩　李中）

第二篇
实践篇

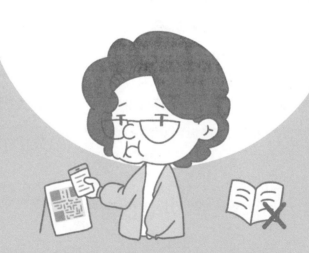

第一章

如何早期识别阿尔茨海默病

第一节　小智的担忧

　　小智是一名年轻的职场人，他对生活充满热情和活力。然而，有一天，他开始觉察到一个令人不安的迹象。他的母亲李奶奶，最近几年的记忆力开始急剧下降。她常常迷路，无法回家，脾气也变得越来越古怪。小智曾经目睹过类似的情况，他的外婆也曾经有过相似的症状，最终被诊断为阿尔茨海默病。这让小智非常担心，他担心母亲也会患上这种疾病，甚至担心自己会遗传这种疾病。

　　小智开始在网上搜索有关阿尔茨海默病的信息。他发现这种疾病可能与家族遗传有关，而且早期识别对于治疗和管理非常重要。他决定咨询一位专家以了解更多信息。这位专家就是李医生，一位神经科认知障碍专家。

第二节　小智的咨询

　　小智预约了李医生的门诊，前来咨询有关阿尔茨海默病的问题。当他见到李医生时，李医生询问道："您好，请问是您出现了记忆方面的问题，还是您的家人有这方面的问题？"

　　小智有些犹豫，但最终坦率地回答："李医生，是我母亲，但也不算是……"

　　李医生非常耐心地等待着，小智继续说道："我们隔壁的王奶奶最近几年记性越来越差，时常出门找不到回家的路，脾气也越来越烦躁，前几天听她儿子说，去医院看了医生说已经是中度阿尔茨海默病，很后悔没有早点带王奶奶去看医生。我想起以前外婆年纪大了也有这种情况，我自己在网上查询了一下阿尔茨海默病，感觉我妈妈和外婆以前的情况特别像，网上还说阿尔茨海默病是家族性的，我妈妈最近好像也有点容易忘事，我有点担心她也得了这个病，其实我也怕自己会得这个病……不知道是否有办法可以早点发现我母亲和我会不会得这个病？"

李医生认真听完小智的话，然后说道："阿尔茨海默病，如果能早期识别，并积极预防和干预，能够有效延缓疾病的发生和发展，所以您有这种意识是非常不错的！请问一下您母亲和您外婆今年多大年纪？"

小智回答道："我母亲今年 65 岁，我外婆 89 岁的时候已经过世了。"

李医生继续解释道："在我国，65 岁以上人群阿尔茨海默病发病率为 3%～7%，而且随着年龄增长，患病率会逐渐上升，如果是家族性的情况，发病一般会在 65 岁之前。由于您外婆并没有明确的诊断，因此现在需要根据您母亲的情况进行诊断。"

小智担忧地说："老年人都有点记性差，我妈妈觉得自己问题不大，所以今天不愿意和我一同来医院。"

李医生说："的确，部分老年人会出现良性老年记忆减退，不一定是老年痴呆的情况。"

小智进一步问："李医生，您刚刚提到早期发现有助于控制疾病，像我妈妈这样不愿意来医院的话，我们需要怎样做才能早期发现她是否患有阿尔茨海默病呢？"

第三节 早期症状的了解

李医生深思熟虑后回答："中国老年保健协会阿尔茨海默病分会于 2021 年发布了新的阿尔茨海默病十大早期症状，这些症状有助于我们在家里或者日常生活中识别阿尔茨海默病的早期迹象。"

李医生拿出一本宣传画册，上面列着十个关键的症状，小智拿出手机，准备拍下这些信息："李医生，这十个早期症状具体是什么？"

李医生一边指着画册上的症状，一边解释道：

"第一条 记忆减退，尤其是近记忆力减退，这是阿尔茨海默病早期最常见的症状。近记忆力是指对刚刚发生过的事情的记忆能力。

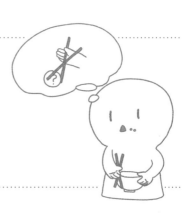

第二条 做不好以前熟悉的工作，难以胜任日常家务。

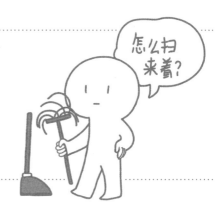

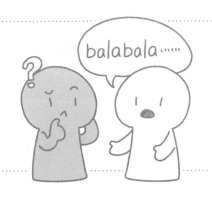

　　第三条　语言能力减退，说出来的话让人无法理解。

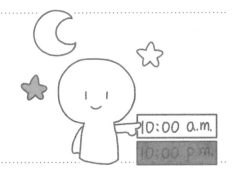

　　第四条　搞不清时间和地点，记不住日期，分不清白天、黑夜，甚至熟悉的路也会迷路。

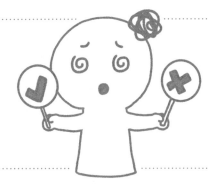

　　第五条　思维判断力减退，丧失对一些事物的正确判断能力。

第六条　把握做事进度有困难，与人交流出现一定障碍，跟不上他人交谈的思路。

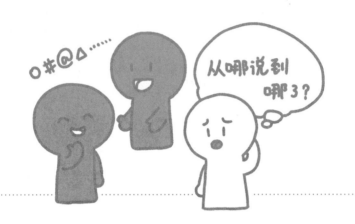

第七条　总把东西放错地方。

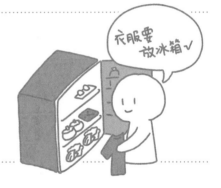

第八条　情绪和行为出现改变，无缘无故情绪涨落，或者变得淡漠、麻木。

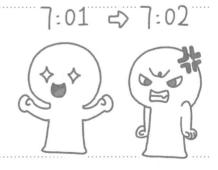

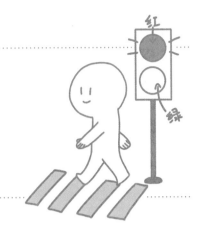

　　第九条　理解视觉和空间信息有困难，可能在阅读、判断距离、确定颜色或对比度上出现困难，甚至在开车时分辨不清红绿灯。

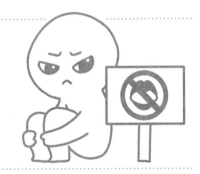

　　第十条　在工作或社会活动中退缩，失去做事的主动性，对以前的爱好失去兴趣，不喜欢与人交流。"

　　小智听完后说："这些症状听起来还有点抽象，有些我不太理解。"

　　李医生理解小智的疑惑，他继续解释："让我举个例子，也许能帮助您更好理解。有位宋伯母，年轻时是单位里的文艺骨干，能歌善舞，退休后也非常喜欢参加社交活动，喜欢结交朋友。然而，随着年龄的增长，她的家人开始觉察到她有些奇怪的举止。她常常忘记事情，比如，忘记钥匙放在哪里，出门之后想不起来有没有关门。后来有一次，明明刚吃过午饭，不到一小时，她又招呼大家去吃午饭，弄得家人啼笑皆非。"

小智思考了一下，说："我知道了，这应该是指记忆减退，尤其是近记忆力减退。"

李医生点头道："没错，近记忆力是指对刚刚发生过的事情的记忆能力。远记忆力是指时间比较久远前形成的记忆能力。"

李医生又继续讲述了宋伯母的其他症状："再过了一段时间，宋伯母的家人开始注意到，她常常不能完成以前熟悉的工作，难以胜任日常家务。而且，她说话变得颠三倒四，大家常常不能理解她想表达的意思。宋伯母出门后会忘记回家的路，还出现了一些奇怪的行为，如不付钱就把要买的菜拿走了，也变得越来越不爱干净，经常把脏衣服放在桌子上，把水果反而收在衣柜里。"

小智仔细思考后说："让我想想，这应该涵盖了语言能力减退、搞不清时间和地点、思维判断力减退、东西放错地方这几个症状，对吗？"

李医生鼓励地点头："非常对，您已经很好地理解了这些症状。"

小智不禁产生更多的疑问："李医生，我理解了这些症状可能是早期阿尔茨海默病的症状，但要怎样才能更早地发现它们呢？"

第四节　早期阿尔茨海默病的识别方法

李医生对小智的提问充满耐心："非常好的问题，小智。早期识别阿尔茨海默病的确是一项挑战，但有一些方法和技巧可以帮助我们更早地发现这些症状。首先，我们可以使用一些简单的工具，比如这些量表。"

小智翻看着手上的量表："这些量表看起来很简单，我可以拿回家给我妈妈看看吗？"

李医生解释道："当然可以，这些量表可以帮助你的妈妈自行评估。但更好的方法是，她能够到医院接受专业人员的检查，因为医生可以更准确地评估和诊断。但这些量表可以作为一个起点，帮助你们更好地了解她的情况。"

小智点头表示理解："这些量表都做哪些测试呢？"

李医生详细解释："这些量表有不同的用途。比如，这个日常生活功能量表用于评估患者的日常生活能力，包括洗浴、穿衣、进食、如厕、行走、控制大小便等。如果一个人在这些方面出现明显困难，可能是早期阿尔茨海默病的迹象。"

小智点头，表示明白："这是在检查她的生活自理能力。"

李医生继续说："对的，而 NPI 量表主要用于评估精神行为症状，包括焦虑、抑郁、幻觉、妄想、冲动、激越等方面的表现。如果你的妈妈出现这些症状，也可能与阿尔茨海默病有关。"

小智思考了一下："这个量表是在检查她的情绪和行为变化。"

李医生点头："对的。而阿尔茨海默病 8 痴呆筛查量表则用于早期认知障碍的筛查，它包括一系列问题，如记忆力、思维能力等方面的问题。如果你的妈妈在这些方面出现问题，也需要进一步关注。"

小智感觉更明白了："这是在检查她的认知能力。"

李医生继续解释："还有一个重要的量表是 MMSE 量表，它包括一系列问题，涵盖注意、记忆、定向力、算术能力、语言和执行功能等多个方面。医生会根据这些问题的答案来评估患者的认知功能，这也是一个早期诊断阿尔茨海默病的重要工具。"

小智点头表示肯定："这个量表很全面，可以检查多种认知功能。"

李医生赞扬道："你理解得很透彻，小智。这些量表是专业医生用来评估患者的工具，但它们也可以作为起点，帮助你更早地察觉潜在的问题。如果你的妈妈在这些方面出现明显困难，建议尽早咨询医生。"

小智感到非常满意："谢谢您的解释，李医生。我会和家人一起关注妈妈的情况，如果需要，我们一定会及早咨询医生。同时，我也会分享这些信息，让更多人了解如何早期识别阿尔茨海默病。"

李医生感慨地说："你做得很好，小智。早期识别阿尔茨海默病非常重要，只有当更多的人了解这些症状和方法，才能做到早期识别，帮助患者早日获得干预和治疗，提高生活质量。"

第五节　阿尔茨海默病早期症状与健忘的区别

小智听了李医生的解释，心中更加明了。他回家后，开始认真观察母亲的情况，并与其他家人分享了李医生教给他的知识。

一个月后，小智注意到了一些不寻常的变化。李奶奶以前总是喜欢做家务，但现在她似乎对这些活动失去了兴趣。她会忘记关掉水龙头，导致水溢到地板上。而且，她开始频繁地忘记自己放东西的地方，常常找不到钱包和手机。有一次，她甚至在冰箱里找到放了一个星期的熟透的香蕉。

小智心生疑虑，他担心这些迹象很可能与阿尔茨海默病有关。他决定带着这些问题，再次咨询李医生。

在医院，小智与李医生见面，他描述了李奶奶最近的表现："李医生，我妈妈最近的情况有些让我担忧。她不再关注家务，会忘记关水龙头，还常常找不到东西。我觉得这可能不再是偶然的健忘了。"

李医生认真倾听后说："你说得很对，小智。这些变化可能是阿尔茨海默病的早期症状。"

小智和李医生继续探讨阿尔茨海默病的早期症状，以及如何将其与普通的健忘现象区分开来。小智明白这一点对早期识别的重要性，他迫切想要更深入地了解。

　　李医生开始解释："了解早期症状与普通健忘的区别对阿尔茨海默病的早期识别至关重要。阿尔茨海默病并不仅仅表现为记忆减退，还包括其他认知和行为方面的症状。"

　　小智点头表示理解，并追问："那么，除了记忆减退之外，还有哪些早期症状需要关注呢？"

　　李医生回答："除了记忆减退，阿尔茨海默病的早期症状还包括对过去熟悉的工作难以胜任，语言能力下降，搞不清时间和地点，思维判断力减退，把握做事进度困难，东西放错地方，情绪和行为出现改变，理解视觉和空间信息困难，以及从工作或社会活动中退缩。"

　　小智思考了一下，然后问道："这些症状与普通健忘有什么不同之处？"

　　李医生用一个生动的比喻来回答："普通的健忘有点像书架上的书本偶尔会倒下来，而阿尔茨海默病就像整个书架开始摇晃，书本无法停留在原处。普通的健忘可能是因为注意力不集中或生活压力大导致的，但阿尔茨海默病涉及多种认知能力的下降，且逐渐恶化。"

　　小智似乎明白了这个比喻，他继续追问："那么，要怎样才能分辨出是普通健忘还是阿尔茨海默病的早期症状呢？"

　　李医生提供了一些关键的区别点："首先需要注意这些症状出现的频率和持续时间。如果某人经常性地出现上述多个症状，而且这些症状已经持续了一段时间，那就需要警惕。此外，阿尔茨海默病通常会影响日常生活能力，如不能自理、不能进行自主决策，这些都与普通健忘不同。"

　　小智思考了一下，他觉得自己能够区别阿尔茨海默病早期症状与普通健忘了。他深刻地意识到，了解这些区别对于早期识别和及时干预非常重要。

李医生总结道："早期识别阿尔茨海默病不仅有助于及时治疗和延缓疾病进展，还能够帮助患者更好地应对挑战，提高生活质量。因此，如果您或家人出现了这些症状，不要忽视，及时咨询医生进行评估。"

小智回答："好的，我会尽快采取行动。但我担心妈妈不愿意来医院。"

李医生理解他的担忧："我知道这可能会很困难，但尽量让她了解早期识别的重要性，以及早期干预可以提高她的生活质量。如果她了解这一点，也许会愿意前来。"

小智表示感谢，并决心采取行动。他明白了早期识别阿尔茨海默病的重要性，以及家庭的关怀和支持对患者的重要性。

第六节　早期识别阿尔茨海默病的益处

在李医生的专业指导下，李奶奶接受了早期诊断并开始了相应的治疗。小智和家人积极参与，成为李奶奶治疗过程中的坚强后盾。他们都意识到早期识别阿尔茨海默病的重要性，这个决定改变了他们的生活。

随着治疗的进行，李奶奶的症状得到了一定程度的控制。记忆力减退减轻了，她能够更好地独立完成日常生活中的任务。这让李奶奶的生活质量有了显著提升。她不再感到迷茫，也更加乐观。

小智的姐姐小爱分享了她的感受："早期识别阿尔茨海默病真的改变了一切。以前，我们都非常担心李奶奶，怕她走失或遇到危险。现在，她变得更加独立，我们可以放心她一个人在家了。"

早期识别阿尔茨海默病除了对李奶奶的生活产生积极影响外，还减轻了家人的负担。他们学习了如何更好地与李奶奶交流，理解她的需求，并提供支持。这使得家庭氛围更加融洽，充满了爱和理解。

李医生进一步解释了早期识别阿尔茨海默病的好处："通过早期识别，我们可以更好地管理疾病，延缓其进展，提高患者的生活质量。同时，也可以减轻家人的心理和生活压力。家庭的支持和理解对患者的康复至关重要。"

小智决定将这个经验传播出去，让更多的人了解早期识别阿尔茨海默病的益处。他开始参与社区活动，分享自己家庭的故事，鼓励人们定期进行认知健康检查。希望通过这种方式，能够提高社会对认知障碍的关注，帮助更多的人早日获得诊断和治疗。

（刘云云　何露　李中）

第二章

阿尔茨海默病需要做哪些检查

当我们发觉自己或者家人出现记性变差、性格改变等异常情况的时候，就要警惕是不是患阿尔茨海默病了？这时我们最好选择到医院就诊，寻求专业的帮助。到医院就诊时，医生会询问病史，并进行体格检查及神经心理学评估，做出初步诊断，随后再进行针对性的辅助检查，从而确定是否为阿尔茨海默病。随着科技的进步，目前已有较多的检查应用于阿尔茨海默病的诊断，了解这些检查可帮助我们更好地了解疾病，进而积极地配合检查，做到早诊断、早治疗，提升我们自身及家人的生活质量。下面将详细介绍阿尔茨海默病的相关检查。

第一节　一般检查

1．医生问诊

这段时间小智总是觉得母亲记不住事情，而且反应也变慢了。这天，小智和母亲刚吃过午饭（炒菜花）。小智问母亲："妈，刚刚我们中午饭吃的什么菜呀？"母亲回答道："菠菜。"小智又问："您再好好想想，刚才吃的是菠菜吗？"母亲说："好像吃的土豆。"小智认为有必要带母亲去医院看看："妈，咱们中午吃的是菜花，您现在记忆力出现问题了，您也好久没去医院体检了，等会我带您去医院找医生聊聊。"

小智听说附近医院的李教授是诊治"老年痴呆"方面的专家，

便带母亲到神经科认知障碍专科门诊找李教授诊治。小智帮母亲挂好号，李教授的诊室门口已经挤满排队看病的人，小智带母亲在等候区找了个位置坐下。听到李教授叫号后，小智带母亲进入诊室，李教授让小智母亲坐在自己对面的椅子上，之后李教授问道：

"您好，叫什么名字？多大年龄了？是因为什么过来看病的呀？最好是患者自己回答。"

小智母亲在小智的提醒下简单回答了医生的问题。

小智说："李教授，我母亲最近记忆力下降得厉害，就今天中午刚吃完饭，我问她中午吃的什么菜，她回答了两次都没有答对，您快看看我母亲是不是得了人们说的老年痴呆呀？"

这个时候李教授已经初步了解了小智母亲的情况，说："听您刚才说的，您母亲有可能是患了阿尔茨海默病，就是您说的老年痴呆，但是您别着急，我要再多了解一下患者的情况。"

李教授接着问道："您容易忘事的情况持续多久了？生活能自理吗？家属有没有发觉您母亲最近变得脾气暴躁或者沉默寡言了？有什么基础疾病（如高血压、糖尿病）吗？平时有吃什么药吗？最近有没有明显的体重下降？平时大小便正常吗？有没有吸烟、喝酒的习惯？家里其他人有没有出现类似的情况？"

小智觉得李教授问的有些问题跟母亲的病情关系不是很大，李教授解释道："医生询问病史对正确诊断起着关键的作用。当我们自己或带着家人进入医生诊室之后，医生会详细询问患者的情况，比如是否有记性变差？记性变差有多久了？主要表现在哪些方面，如外出找不到家，总是忘记刚才发生的事情，或者炒菜忘记放盐？是否有性格变化？同时，医生会询问患者以前的健康状况，过去是否患有其他疾病，从而初步排除其他可以引起痴呆的疾病，如甲状腺功能减退、神经梅毒等，而这些疾病引起的痴呆往往是可以在治疗后好转的。为了更好地了解患者的情况，医生还会询问患者的服药史、吸烟饮酒史以及家里人有没有类似的情况等。"

小智和母亲在李教授的引导提问下，回忆了最近一段时间发现的情况，尽可能准确地回答医生的问题。在提问过程开始时，小智发现母亲面对医生时表现得很紧张，便在旁边安慰母亲放轻松不要害怕。李教授一边询问一边记录，慢慢地小智和母亲都放松了下来，就像朋友之间聊天一样，整个问答过程非常顺利。

李教授问诊后跟小智说："您母亲这个情况我们建议住院检查和治疗，如果您想查清楚您母亲是不是患有阿尔茨海默病，单单问诊是不够的，需要住院完善相关检查。"

小智说："我们住院检查，因为我母亲记忆力下降得已经影响正常生活了，我也希望能住院治疗，让母亲的病情得到改善。"

2. 体格检查

小智陪同母亲在神经科住院后，管床医生刘教授首先对小智的母亲进行了一系列的体格检查。

刘教授："阿姨您好，我是您的管床医生刘医生，接下来我要给您进行体格检查，您放轻松不要紧张。"

小智问道："刘教授，什么是体格检查呀？"

刘教授解释道："医生在问过病史后，会仔细检查患者的身体，我们称为体格检查，主要包括神经系统体格检查和全身体格检查。实际上，在病史询问的过程中，有经验的医生已经初步完成了相当一部分的体格检查，如性别、年龄、发育状况、营养状况、面容表情、精神状态、言语理解和表达、姿势和步态等。神经系统体格检查主要包括运动、感觉、反射、特殊体征和自主神经功能等检查，而在检查这些项目时通常会借助一些必要的工具，如棉签、手电筒、叩诊锤、音叉等。在进行体格检查的时候，请尽量配合，如果有不适可以跟我们讲，我们之间的默契配合可以让体格检查更加愉快、迅速地完成。除此之外，我还会对患者的头颈部、心、肺、腹部及四肢进行简单的检查。"

小智："好的，刘教授，我会尽力协助母亲配合您的检查。"

刘教授："请患者躺下，下面我会给您做神经系统的查体，您需要配合我，按照我说的做，有什么不舒服就跟我说。"

小智协助母亲躺好，小智和母亲都是第一次经历神经科的查体，不免有些担心，不过在刘教授的指导下，小智和母亲很快打消了顾虑。

刘教授对小智母亲进行了嗅觉、视觉、眼球活动、听觉、味觉、面部肌肉、表情控制等 12 对脑神经相关功能活动的检查。

接着，刘教授检查了小智母亲的四肢及手脚的力量和感觉，刘教授一会儿拿着棉签划一划母亲的皮肤，一会儿拿着小锤子敲敲母亲的手脚，一套动作下来行云流水，母亲只需要按照刘教授的指示配合检查。

刘教授扶小智母亲坐起身："来，下面慢慢坐起身，我听一下心肺的情况。"刘教授戴上听诊器，为小智母亲进行了心脏和肺部的听诊。

"好，现在体格检查做完了，暂时没有发现特别的异常，患者先休息一下，稍后会有医生过来进行神经心理学的评估。"刘教授交代完便走出了病房，小智和母亲喝了口水，等待后面的评估。

3. 神经心理学评估

医生带小智和母亲来到了心理评估室，小英技师对小智母亲说："阿姨您好，我是心理评估技师小英，接下来由我给您进行神经心理学评估。首先我给您和家属解释一下什么是神经心理学评估，以及我们为什么要做神经心理学评估。"

小英技师说："神经心理学评估是测量患者在脑损伤时所引起

的心理变化特点，了解不同性质、不同部位的病损及不同病程时心理变化及功能改变的情况，可为医生做出临床诊断、制订康复计划提供依据。神经心理测验大致可分为单个测验和成套测验两类。所谓单个测验是指形式单一、目标比较局限的测验。如积木图案测验评估的是视知觉障碍，图案记忆测验评估的是记忆障碍，还有评估运动障碍和语言障碍等的测验。成套测验是由许多单个测验组成，不局限于研究哪一种性质的心理变化，而是做综合研究，它们对临床诊断特别有帮助。"

小英技师接着说："在详细的病史询问和体格检查后，医生对您的情况有了初步的了解，接下来会根据您的具体情况选择合适的量表进行一系列的评估。这些评估主要包括总体认知功能、记忆功能、精神行为症状和日常生活能力四个方面，我们不用紧张，这些评估可比小学生考试简单多啦。"

小智听完说道："医生认为我母亲可能是得了阿尔茨海默病，那么这种情况要做哪些评估量表呢?"

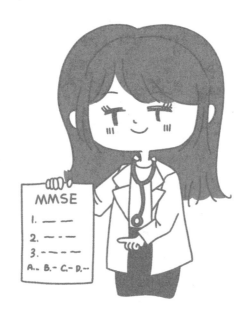

　　小英技师回答道："针对阿尔茨海默病的评估量表有很多，总体认知功能评定量表主要有简易智力状态检查量表，即 MMSE 量表；蒙特利尔认知评估量表，即 MoCA 量表；阿尔茨海默病评估量表认知部分，即阿尔茨海默病 ADS-cog 量表；临床痴呆评定量表，即 CDR 量表。记忆功能评定常见的量表有 Rey 听觉词语测验，即 RAVLT 雷伊听觉言语学习测试；韦氏记忆量表，即 WMS 量表。常见的精神行为评估量表包括神经精神问卷（NPI）、抑郁自评量表（SDS）、焦虑自评量表（SAS）、汉密尔顿抑郁量表（HAMD）、汉密尔顿焦虑量表（HAMA）。日常生活能力评定包括基本日常生活能力评定和工具性日常生活能力评定。基本日常生活能力指独立生活所必需的基本能力，即进行衣、食、住、行、个人卫生等能力。工具性日常生活能力指在社区中进行复杂的日常或社会活动的能力，如购物、做家务、外出活动等。常见的日常生活能力评估量表包括日常生活活动量表（ADL）和社会功能调查表（FAQ）。"

　　小智听完问道："有这么多量表，我听着有点复杂，我母亲全部都要做吗？"

　　小英技师说："您不用担心，刘教授会根据您母亲的情况选择合适的量表进行评估。接下来我要根据刘教授选择的量表给阿姨进行一系列的心理评估，阿姨您不要紧张，只需要回答我的问题或者在纸上勾画，如果您准备好了，我们就可以开始了。"

　　"准备好了。"小智的母亲答道。

　　接着，小英技师拿出一沓纸，说道："首先，我要给您进行认知域的量表检测，包括记忆、视空间、执行、言语、精神行为检测。下面我说几个数字，您跟着我重复一遍……"

　　小智母亲在小英技师的引导下，顺利完成了评估。

　　小智感觉母亲在评估过程中确实有一些反应迟缓和记忆减退等问题，小智心想果然专业的量表才能反映更多的问题。小智问：

"如果我们觉得有点容易忘事，有什么量表可以自己在家测评吗？"

小英技师说："我们有一个简易记忆力自评量表，一共有9个题目，每一个题目可打分1~4分。总分9~12分表示记忆力很好，无须担心；13~19分表示记忆力一般；20~25分表示记忆力低下；26~36分则表示记忆力严重受损，有必要找医生检查了。9个题目包括：忘记把东西放在哪里；在以前常去的地方走错路或迷路；出门忘记带东西；昨天和前天告诉你的事，需要别人提醒后才能记起；遇到熟悉的人，常想不起对方的名字；忘记转告别人重要的事情或交代不清；忘记自己重要的事情，如生日、结婚纪念日、居住地址等；重复日常所做的事情，如刚梳了头又梳了一遍；重复告诉别人刚讲过的事情或重复问同一个问题。我们自己在家可以按照这几个问题做一个记忆力的自我测评。"

小智说："明白了，这样我们来医院前就能够做一个初步的自我检测。"

小英技师对小智说："是的，我们也很希望大家能够主动关注疾病，您的想法很对。您母亲的评估结果我们会反馈给刘教授，您现在可以带您母亲返回病房了。"

在小智陪母亲返回病房的路上，母亲担心地问小智："刚才医生问我问题的时候，有一些我真是转眼就忘记了，我是不是真的得老年痴呆了啊？"小智安慰道："您先别担心，咱们跟着医生的安排，先把检查都做完，您千万别多想。"小智心里其实也是担心的，但是在母亲面前，小智要尽量保持乐观。

小智陪母亲在病房时经常跟同病房的病友和家属聊天，他发现很多老年人都有不同程度的记忆下降、性格改变等问题，只是病情较轻的时候患者和家属都没在意，等病情影响正常生活了才去医院就诊，这时治疗效果可能不会很理想。因此，提高大家对阿尔茨海默病的认识，对疾病早发现、早治疗是至关重要的。

第二节 实验室检查

1. 血液、尿液检查

在小智母亲住院的第二天早上，管床护士推着治疗车到床边抽血，小智看到要抽五六个管子的血，害怕母亲的身体会吃不消，忍不住去医生办公室找刘教授问一下："刘教授，我看今早要抽好几管血，对我母亲不会有什么危害吧？"

刘教授答道："在生化检查方面，最基础的便是血液和尿液检查。但是由于抽血检验为有创检查，很多患者或家属跟您一样对此有所顾虑，怀疑血液和尿液检查的必要性。其实，从临床医学角度来讲，抽血检验对患者的健康并不会造成危害，若患者比较虚弱，我们可以在抽血后适当补充营养成分，同时注意休息即可。"

小智听完又问道："我们只是为了诊断是否患有阿尔茨海默病，需要抽这么多血吗？"

刘教授继续补充道："随着检测技术的不断发展，血液中的蛋白标志物水平可以用来区分阿尔茨海默病患者和健康人群。并且，血液和尿液的检查可以发现多个系统的疾病，找到潜在的病因，排除其他可以引起认知功能障碍的疾病，对阿尔茨海默病的鉴别诊断至关重要。检查项目通常包括肝功能、肾功能、血糖、电解质、甲状腺功能、甲状旁腺功能、全血细胞计数、叶酸、维生素 B_{12}、同型半胱氨酸，以及梅毒、艾滋病等的筛查。因此，血液和尿液的检查或许可以为我们发现一些其他的健康问题。"

小智听完刘教授的解释，松了一口气，虽然有些心疼母亲被抽了好几管血，但觉得抽血化验还是很有必要的。

小智看着母亲抽完血后，给母亲准备了清淡营养的早餐，还跟隔壁病床的阿姨分享了餐后水果，在病房住着的日子，小智也会尽量让母亲吃好休息好，安心配合检查和治疗。

2. 脑脊液检查

要想诊断阿尔茨海默病，寻找生物标志物至关重要。明确脑脊液内是否存在 Aβ 标志物和 Tau 标志物，需要通过腰椎穿刺术取脑脊液进行化验才能得知。那什么是脑脊液？

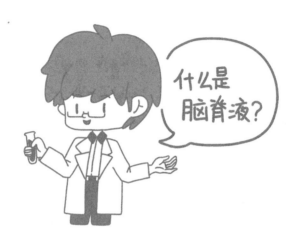

脑脊液是包绕脑和脊髓的无色透明的液体，对脑和脊髓起保护、支持和营养作用。脑脊液检查是通过腰椎穿刺抽取脑脊液进行化验的一个检查，其目的是利用脑脊液成分的变化，来反映患者脑内情况的变化。检查项目一般包括脑脊液压力、细胞计数、葡萄糖及蛋白定量、蛋白电泳等。通俗来讲，我们的脑是"泡"在脑脊液里的，脑脊液如果出现问题，也会对脑产生一系列影响。腰椎穿刺是神经内科应用非常普遍的辅助检查，我们可能会对腰椎穿刺具有恐惧心理，但其实腰椎穿刺和静脉抽血一样，是临床上的一项常规操作，并没有明显的副作用和后遗症，只要我们配合，医生按规范操作，腰椎穿刺是安全无害的。

脑脊液检查是诊断阿尔茨海默病的重要手段之一，当怀疑为阿尔茨海默病时，可取脑脊液进行阿尔茨海默病相关生物标志物的检查，包括 $A\beta_{42}$、T-tau 和 P-tau181 等，当上述三个指标均异常时，则高度提示为阿尔茨海默病，否则需结合临床症状及其他检查再做鉴别。这时，我们要着重关注以上几个指标是否存在异常，医生也会对我们的脑脊液检查报告进行讲解，我们可以与医生多沟通，让看似复杂的脑脊液检查简单化。

这天，小智听取刘教授的建议，决定让医生给母亲做腰椎穿刺来化验脑脊液。

医生跟小智说："家属您好，在腰椎穿刺术过程中可能出现穿刺部位出血、感染、神经损伤的可能，也有穿刺失败的可能，届时可能需要再次穿刺。医生会尽力保证在穿刺时不出现上述情况，但需要告知您有这种可能性。在腰椎穿刺术后可能出现的情况包括中枢神经系统感染，颅内压升高引起的头痛、呕吐、抽搐，严重时可引起脑疝、昏迷，以及术后低颅压综合征。虽然术后发生这些情况的可能性很小，但是也需要您做好心理准备，如果出现上述情况，医生也会在第一时间积极为患者治疗。您如果已经了解并同意进行腰椎穿刺术，可以在知情同意书上签字。"

小智明白了通过腰椎穿刺术检查脑脊液是诊断母亲是否患阿尔茨海默病的一个重要手段，谨慎考虑后小智在知情同意书上签了字。

刘教授跟小智说："您现在回病房带母亲先去一下洗手间，因为等一会儿做完穿刺后要平躺 6 小时，这期间是不能起来上厕所的。"

小智赶忙回到病房，等母亲从洗手间出来后，小智对母亲说："等一会儿医生做穿刺的时候，您有什么不舒服可别憋着，我都跟医生了解清楚了，没事的，您别害怕，很快就出来了，我就在门口等着啊。"

母亲担心地搓着手，深吸一口气，对小智说："相信医生，有你们在我放心，你也放心吧！"

不一会儿便有护士将小智母亲的病床推进了穿刺室，小智只能在门外焦急等待。

穿刺室内，医生嘱咐小智母亲采取左侧卧位，低头、双手抱住膝盖，使膝盖尽可能贴近头和腹部，摆出像"虾米"一样的姿势，姿势越标准，穿刺成功的概率越大。小智母亲尽量配合医生，尽管这个姿势并不舒服。小智母亲只觉得后腰像打针一样疼了一下，也没有想象中那么恐怖。

"好，现在已经穿刺发现脑脊液了，下面阿姨慢慢把双腿伸直，我们要测量一下脑脊液压力。"医生说。

小智母亲慢慢伸直双腿，有一个医生按了按小智母亲的肚子，说道："阿姨，我按两下您的肚子，是想看一下椎管是不是通畅。"

大约半个小时，腰椎穿刺术便完成了。

小智见到躺在病床上的母亲，不免有些心酸。医生跟小智说："不要担心，穿刺过程非常顺利，现在您母亲要平躺6个小时，不能起身，也不能枕枕头，这是为了防止颅内压降低导致头晕、头痛等情况，回病房后可以喝点水、吃点东西，有任何不舒服及时跟我们说。"

"脑脊液化验结果什么时候能出来呢？"小智问。

医生回答道："脑脊液化验结果一般要2~3天才能出来，结果一出来，我们便会告诉您的，请您耐心等待。"

小智谢过医生，赶忙陪在母亲床边，知道母亲要平躺在床上6小时不能起来，小智提前买好了吸管方便母亲喝水。小智问母亲："现在有没有什么不舒服呀？疼不疼？"母亲答道："现在没感觉了，刚才做的时候就像打针一样疼了一下，后面只觉得胀胀的，也不疼。"小智说："那就好，您现在睡一会儿休息一下吧，咱们耐心等着检查结果。"

6个小时后，小智母亲可以正常起身走动，小智陪母亲在走廊里来回走了两圈，看到母亲没有什么不适，小智也就放心了。

第三节　脑影像学检查

在腰椎穿刺术之前，刘教授给小智母亲安排了头颅磁共振检查，小智听说做磁共振检查过程中机器会发出较大的噪声，小智担心母亲会感到不适，便找刘教授问道："刘教授，做头颅磁共振检查是否有必要呢？诊断阿尔茨海默病需要做哪些脑影像学检查呢？"

刘教授回答说："诊断阿尔茨海默病通常需要完善的影像学检查，包括头颅磁共振成像，即 MRI；电子计算机断层扫描，即 CT；正电子发射计算机断层扫描，即 PET；单光子发射计算机断层扫描，即 SPECT。如果问进行影像学检查是否必要？我想说答案是肯定的，尽管有些影像学检查费用比较昂贵，但在诊断阿尔茨海默病和排除疾病方面意义重大。"

小智说："您说了这么多检查，我们都要做吗？还是只做磁共振就可以？都做的话我担心费用会不会太高？"

刘教授继续补充道："脑影像学检查对了解患者颅内情况很有帮助，目前在临床中应用最多的是颅脑磁共振成像（MRI）。头颅磁共振可以发现您母亲大脑萎缩的程度，对诊断痴呆至关重要。另外，磁共振也可以发现颅内是否存在其他问题，如脑梗死、脑出血、脑白质变性等，这些都可以为后续的鉴别诊断提供依据。颅脑 CT 与 MRI 相比价格较低，敏感性和特异性也相对较差，但在我们没有条件进行颅脑 MRI 检查的情况下，CT 也可以用于鉴别一些疾病，如脑出血、脑肿瘤、脑积水等。另外，PET 和 SPECT 检查费用昂贵，并不作为阿尔茨海默病诊断的常规检查，但在仔细的临床评估及辅助检查后仍不能确诊阿尔茨海默病时，如果经济条件允许，我们可以选择进行 PET-CT 检查来辅助诊断，医生可以通过该检查来判断患者颅内有无阿尔茨海默病特有的改变，如有无 Aβ 的沉积及 Tau 蛋白的沉积。"

小智又问道："刘教授，我明白脑影像学检查很重要，但是，既然我母亲要做腰椎穿刺术化验脑脊液，都是检查脑里面的情况，为什么还要做头颅磁共振呢？"

刘教授回答道："我明白您的顾虑，在腰椎穿刺术前做头颅磁共振很有必要，因为头颅磁共振首先可以判断有无脑萎缩及海马萎缩情况。另外，可以明确有无后颅窝肿瘤、颅内脓肿等，这些都是腰椎穿刺术的禁忌证，先排除这些情况再做腰椎穿刺术可以保证患者更安全。"

小智听完刘教授的解释，觉得做头颅磁共振检查还是很有必要的，便决定让母亲接受头颅磁共振的检查，小智最后问道："我听说磁共振检查声音很大，会不会对我母亲的听力造成什么伤害呀？"

刘教授笑着对小智说："您能这么细心真好，磁共振检查过程中确实会有一些噪声，但是在成人可耐受范围内，一般不会对听力造成损害。"

听罢，小智的担心也就消散了。

在做磁共振检查之前，医生嘱咐小智："磁共振检查是没有辐射的，但是因为磁共振有强大的磁场，在检查开始之前，家属要帮患者把全身的金属物品取掉，特别是戴有金属假牙或者心脏起搏器的患者是不能做磁共振检查的。在进行头部磁共振检查时，患者一定要保证头部不动，因为头摆动的话容易产生伪影，影响检查的质量。"

小智担心母亲检查时会害怕，决定进到检查室陪着母亲，小智和母亲再三确认已经取掉了金属物品。小智跟母亲说："等会检查的时候会有些噪声，您别害怕，很快就检查完了，我就在旁边陪着您，您可千万不要乱动啊。"

母亲躺在磁共振检查床上点了点头，小智握着母亲的手，看着母亲很顺利地完成了磁共振检查。

第四节　基因检测

小智经常上网了解阿尔茨海默病的相关知识，发现基因检测也是诊断阿尔茨海默病的一种方法，小智便去询问刘教授："刘教授，我了解到基因检测也是一种诊断阿尔茨海默病的方法，如果做基因检测，需要检测哪些基因呢？"

刘教授回答道："基因检测并不是每一个怀疑患有阿尔茨海默病的人都必须要做的，尤其是基因检测花费相对较高，一般会根据患者的具体情况来决定。目前已知阿尔茨海默病患者中约 1% 携带一种致病基因突变，对于有明确阿尔茨海默病家族史的患者、发病较早（如 65 岁之前发病）的患者以及具有特殊临床特点的患者，我们可以根据患者的特点对其进行基因检测。目前诊断阿尔茨海默病通常检测的基因包括早老蛋白 1 基因 PSEN1、早老蛋白 2 基因 PSEN2、淀粉样前体蛋白基因 APP 和 APOEε4 等位基因，致病基因突变（如 PSEN1、PSEN2 或 APP 突变）有助于识别早发型、家族性阿尔茨海默病，易感基因突变（如 APOEε4 等位基因突变）则有助于预测家族性阿尔茨海默病的患病风险。"

小智听后有些疑惑："刘教授，什么是家族性阿尔茨海默病呢？"

刘教授回答说："家族性阿尔茨海默病呈常染色体显性遗传，若我们父母中有一方被诊断为家族性阿尔茨海默病，那么我们有50% 的概率携带一种突变基因，其中携带 APP 或 PSEN1 基因突变的人患阿尔茨海默病的概率为 100%，携带 PSEN2 基因突变的人患阿尔茨海默病的概率也高达 95%。因此，基因检测对怀疑是家族性阿尔茨海默病的诊断有极大的帮助。虽然基因检测价格相对较高，但必要时仍需进行，尤其当我们或家人怀疑是家族性阿尔茨海默病时，更应该进行基因检测。"

小智又问道:"那您认为,我母亲这个情况需要做基因检测吗?"

刘教授说:"您母亲现在的年龄不属于发病较早的,并且您之前也说过家里并没有类似病史的人,以我们的经验来看,您母亲的情况更像是典型的散发型阿尔茨海默病,而不是家族性阿尔茨海默病,因此我认为您母亲是不需要进行基因检测的。"

小智听后打消了疑虑,说道:"我明白了,谢谢刘教授考虑得如此周全,听完您说的我也就放心了,我们会全力配合医生。"

刘教授笑着说:"不用客气,家属能主动去了解疾病相关的知识是好事,我们很高兴家属能跟医生多沟通,您做得很对。"刘教授给小智竖起了大拇指,小智不好意思地笑着挠了挠头。

第五节　其他检查

在住院期间,母亲做了很多检查,医生也及时对检查结果做了详细的解释,眼看母亲准备出院了,小智找到刘教授问道:"刘教授,我母亲经过治疗后有些好转了,在出院前还要做什么检查吗?"

刘教授说:"您母亲在住院期间需要完成的相关检查已经全部做完了,根据以往的经验来讲,对出现类似抽搐症状的患者我们还会安排脑电图检查。脑电图是一种检查脑生物电活动的技术,通过头皮电极将脑部自发性生物电位放大而获得图形,从而可以比较直观地了解脑功能状态。脑电图对鉴别正常脑老化和阿尔茨海默病有一定的辅助诊断意义,但由于其对阿尔茨海默病诊断的敏感性和特异性较差,并不能作为阿尔茨海默病的主要诊断手段。不过,若是我们或家人出现异常抽搐等情况,需要进行脑电图检查排除癫痫的可能。从您母亲的情况来看是不需要做脑电图检查的。"

刘教授补充道:"诊断阿尔茨海默病的手段还有脑活组织检查。脑活组织检查是通过获取局部病理脑组织进行病理检查的方法。目前发现嗅黏膜 Tau 蛋白的病理改变与阿尔茨海默病之间有较高的相关性，嗅黏膜可作为脑活组织检查诊断阿尔茨海默病的首选部位。但脑活组织检查是一种有创性检查，有可能造成脑功能缺失及麻醉意外、出血、感染等并发症，有时即使进行脑活组织检查也难以确定诊断，因此脑活组织检查是最后不得已选择的检查手段。这要求我们医生需严格掌握脑活组织检查的适应证和禁忌证，谨慎权衡利弊，并取得患者及家属的同意才能进行。您母亲的情况，我们是不建议做活组织检查的。"

小智听到脑活组织检查后倒吸了一口凉气，但听完刘教授的话后，心里踏实很多。小智说："是的，活组织检查我们就不做了，我们按照刘教授您建议的，已经做完了全部检查，经过这段时间的住院诊治，我对阿尔茨海默病也有了一定的了解，母亲的症状也有所好转，真是谢谢您！"

刘教授说："不用谢，您要保留好您母亲的各项检查结果报告，以后再来医院复诊时带着这些资料，医生可以迅速了解您母亲的病情，也能更好地将前后病情做一个对比，观察病情的发展，同时可以避免进行重复检查。"

小智点点头，听取了刘教授的建议，回病房后便将母亲的各项检查结果报告进行了仔细整理。

（张素　李中）

第三章

阿尔茨海默病如何诊断

第一节　初识痴呆

小智想彻底搞清楚自己的母亲到底是不是得了阿尔茨海默病。于是他问李教授："我母亲要如何才能确诊是不是阿尔茨海默病呢？"

李教授看出小智的担心及疑问，说道："阿尔茨海默病的诊断一般分为三步走。第一步，确定是否为痴呆；第二步，确定痴呆的发生发展是否符合阿尔茨海默病的特征；第三步，需要排除其他病因导致的痴呆。"

小智明白了李教授说的诊断步骤。目前需要做的是第一步，自己的母亲是否患有痴呆。于是他问李教授："我的母亲如何能够确定是否有痴呆？"

李教授耐心地解释："我们判断一个患者是否有痴呆，可以通过以下几个方面进行判断。"

第一，学习和记忆能力。

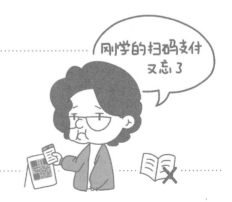

第二，语言能力（听、说、读、写、命名、复述）。

第三，推理、判断、处理复杂任务等执行能力。

第四，视觉空间能力。

第五，人格、行为或举止改变。

第六，以上方面如果有两项受到损害，并且伴有日常工作能力或日常生活能力受到影响就要考虑为痴呆了。

小智对比自己的母亲，觉得母亲的记忆力肯定是受到损害了。语言方面，目前母亲没有明显问题。但是小智无法判断母亲其他项目是否受到损害，因为他不是很理解其他项目的含义。于是他继续追问李教授："李教授，学习和记忆能力我是能够理解的，我母亲现在学习新知识根本记不住，记忆力现在是明显受到损害。但是李教授，其他项目的含义我不是特别懂，您能够解释一下吗？"

李教授说："首先，我跟您解释一下什么是语言能力，一般我们总结为听、说、读、写、命名和复述。您可以这样简单判断：您的母亲是否听得懂您的话？是否能够表达自己的想法？是否可以像以前一样读书、看报？是否可以准确说出生活中物品的名字？是否可以跟着你说同样的内容？"

小智回答道："按照您的解释，我母亲目前暂时还没有听、说、读、写、命名和复述方面的问题。"

李教授接着说："推理、判断、处理复杂任务等执行能力，是指一种有目的的活动能力，包括明确目标、制订和修正计划、实施计划。假如该项能力受损，患者不能进行创新工作，不能对多种事情进行统筹安排。在生活中，不能按照要求完成较复杂的任务。"

小智想了想说："我母亲之前可以完成买菜的任务，现在无法完成了。以前可以做菜，现在她已经不会做菜了。还有就是交代她做一件生活中的小事情，她都很难完成，我母亲是不是有执行能力的损害？"

李教授点点头："对的。您还要注意一下视空间方面能力的损害情况。视空间能力受损是指患者不能准确判断自身及物品的位置。比如，找不到回家的路，不能准确判断衣服的内外，不能判断桌布的位置（桌布铺得不整齐），不能判断物体的位置（经常掉东西）。"

小智非常有感触地说："是的，现在我母亲已经出现找不到回家路的情况了，而且衣服经常穿反。"

李教授表示理解："我们还要注意一下患者是否有人格、行为或举止方面的改变。人格简单来说分为内外向、情绪稳定性、精神正常性等维度的变化。在症状方面，主要体现在内外向性格的改变，之前外向的人现在变得内向。情绪的稳定性方面，之前情绪稳定现在变得情绪多变。精神的正常性方面，有没有幻觉、妄想等表现。行为方面，有没有异常的攻击或失控行为。"

小智非常肯定地回答："我母亲之前是一个开朗的人，现在开始变得不愿意说话，而且变得有些固执，情绪也会有点不稳定，有时候还自己一个人哭泣，而且出现猜忌和怀疑，有时候会怀疑家里藏着一个人。"

李教授点点头说："这说明您母亲在人格行为或举止方面已经有所改变，而且开始出现一些精神症状，如幻觉。"

小智按照李教授说的内容分析了一下："按照您的说法，我母亲出现了学习和记忆能力损害、执行能力损害、视空间能力受损、人格行为或举止改变，已经超过 2 个项目了，是不是就可以确诊为痴呆了？"

李教授看出了小智的疑惑，于是说："我们判断一个患者是否痴呆，除了上述几个方面受损之外，还有非常重要的一点就是我们需要附加一个条件：伴有日常工作能力或日常生活能力受到影响。"

小智说："李教授，日常工作能力或日常生活能力都包括哪些呢？"

李教授说："日常生活能力包括基本日常生活能力和工具性日

常生活能力。基本日常生活能力主要包括如厕、进食、穿脱衣、梳洗、行走和洗澡。工具性日常生活能力主要包括使用电话、购物、备餐、做家务、洗衣、独自搭公交车、遵医嘱服药和经济自理。阿尔茨海默病患者早期即可出现工具性日常生活能力的下降。"

小智分析道："我母亲现在不能独自搭乘公交，不能使用电话，不能购物，不能做饭，只能做简单家务，穿衣有时穿反，但是目前如厕、进食、梳洗、行走、洗澡还能自己完成，这是否说明已经影响了日常生活或工作能力了呢？"

李教授继续说："诊断痴呆时，一般要求至少 2 项及以上的能力受到损害，依据初步问诊您母亲可能已经达到要求。"

小智有些担心地问道："这样，我母亲是不是可以诊断为痴呆了？"

李教授看着忧虑的小智说："依据我们的初步问诊，您母亲可能符合痴呆的诊断，但是我们对痴呆症状及严重程度均有量化的要求，所以还需要进一步完善相关量表来分析是否达到诊断标准。"

小智问李教授："我们需要做哪些量表检查呢？"

李教授解答道："我们初步判断您母亲存在痴呆的可能，为了进一步明确诊断，我们建议您母亲入院完善相关检查。"

小智觉得自己母亲还不至于需要住院，因此他问李教授："李教授，能否不用住院？"

李教授解释说："您母亲住院是要明确是否有痴呆，完善相关检查可进一步明确是否为阿尔茨海默病所致痴呆。"于是，小智在李教授的安排下给自己母亲办理了入院手续。

第二节　入院检查

小智的母亲在入院第二天就开始了一系列的检查。小智看了医院的检查清单，发现有许多检查项目：血液科项目、消化科项目、

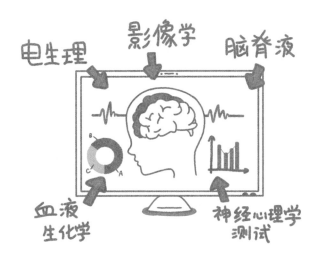

肾科项目、内分泌科项目、心血管科项目、呼吸科项目、毒物科项目、肿瘤科项目、神经科特殊项目、电生理项目、影像学检查项目等。

小智有些不明白，单单一个记忆力不好，为什么要做这么多检查？是不是有些过度检查？

带着这些疑问，小智找到了主管医生刘教授询问道："刘医生您好，我母亲有必要做这么多的检查吗？"

刘教授说："小智，这些检查是用来查找您母亲认知障碍的病因的，因为不通过这些检查，我们没有办法确定您母亲的认知障碍是属于可治性的认知障碍，还是不可治疗的认知障碍。"

小智表示理解。

不一会儿，主管医生刘教授带来了一堆厚厚的量表找到小智说："您好小智，我们接下来要给您母亲进行认知相关的量表检测。"

小智有些疑惑："我们在门诊的时候李教授已经给我们初步口头评估了，还需要做这么多量表吗？"

刘教授解释道："门诊的李教授是初步评估病史，因您符合阿尔茨海默病的可能性大，所以我们还需要入院进一步评估。"

小智明白道："我们需要做哪些评估？"

刘教授说："第一步，我们需要进行核心认知域的量表检测，包括学习和记忆、视空间、执行能力、语言能力、精神行为检测。记忆方面，我们使用的量表是延迟故事回忆测验（DSR）或者霍普金斯词语学习测验（HVLT）。视空间方面，我们使用的是连线测试 A（TMT-A）量表。执行能力方面，我们使用的是连线测试 B（TMT-B）量表。语言方面，我们使用的是波士顿命名-30（BNT-30）量表。精神行为方面，使用神经精神问卷（NPI）。"

停顿一下后，刘教授继续补充道："第二步，我们需要进行综合认知域的检测，包括简易智力状态检查量表（MMSE）和蒙特利尔认知评估量表（MoCA）。第三步，我们需要进行日常生活能力评定，进行阿尔茨海默病 L（日常生活能力）量表的检测。第四步，我们需要进行痴呆严重程度评估，使用临床痴呆评定（CDR）量表进行评估。"

小智了解了认知障碍的这种诊断程序后，带着母亲进入认知障碍评估室进行了测评。

小智母亲刚开始有些害怕，勉强地笑着掩饰自己的紧张，头时不时看向小智，眼神里充满了求助。

小英技师是一位经验丰富的神经心理评估师。她对小智母亲说："阿姨，您先坐着熟悉一下这里的环境，我们这里对您来说非常安全，您有任何不舒服可以和我们说出来。"

小智母亲点点头，紧皱的眉头也放松了一些："谢谢您！"

小英幽默地说："我和您聊聊天，您把您知道的东西告诉我就行，这不是考试哦，没有对和错，不会的话也不会扣您钱哦！"

小智和母亲都被小英的幽默逗笑了，在这样的安抚下小智母亲慢慢安静下来，配合着完成了上述所有量表的检测。

小英技师对小智说："检测结果我们会反馈给刘教授，您现在可以返回病房了。"

就在等待相关结果的当天晚上，小智的母亲出现一些病情变化。

小智发现母亲对着空气在做一些动作，同时说一些乱七八糟的话，他仔细凑过去一听，大概说的是："帮我拿着这个线球，我来编织这个毛衣，毛线拿好，别掉了……"她一边说着，一边在空气中做着织毛衣的动作。

小智打断母亲的行为，问母亲在干吗。小智母亲说："编织毛衣给小智过冬穿。"不过小智母亲说话时神志显得有些恍惚，不像平时那么自然。

小智为了安抚母亲，带着母亲到科室的走廊散步。小智母亲显得特别拘谨和害怕，她跟小智说："咱房间躲着一个人在跟踪我们。"

小智有些担心起来，他想着还是找值班医生帮忙看看。

值班的洪医生很快来到小智母亲的病床前问清楚情况。

小智有些焦虑地问道："洪医生您好，为什么我母亲住院之后病情反而加重了，在家我感觉还没有这么严重，是治疗不恰当吗?"

洪医生理解小智的担忧，解释道："这种情况在认知障碍的患者中比较常见，是因为居住环境变化导致的。当认知障碍患者换了一个新环境之后，会让患者变得不安和焦虑，容易诱发精神症状加重，同时也会导致认知障碍加重，情绪不稳定。"

小智听完洪医生解释后焦虑的心情有所缓解，问道："这种情况会好转吗，还是会越来越严重?"

洪医生分析说："这种情况一般是暂时性的，随着对环境的熟悉患者症状会有所缓解，回到熟悉的环境后一般会恢复之前的状态。"

小智悬着的心总算落地了，但是母亲的这种情况应该如何处理呢？于是他针对这种情况咨询了洪医生。

洪医生答道："您可以跟她讲述一些她熟悉的事情或者环境，如果实在比较严重的话，我们会使用一些小剂量的控制精神症状的药物。"

小智知道了洪医生的处理意见。在小智的努力下，他的母亲开始慢慢安静下来，过了一会儿睡着了。

第三节　确定痴呆

小智一早就等着刘教授查房，因为他特别想知道自己的母亲是否真的是痴呆。

很快，刘教授过来查房了。

小智问道："刘教授，我母亲的情况如何？"

刘教授看着担忧的小智，说道："您母亲昨天的评估结果已经出来了。"

首先给您看看您母亲在认知域方面的评估：

第一，在记忆力方面，您母亲记忆力的损害评分达到损害的标准，DSR 评分 5 分，HVLT7 分，我们评定的标准是 DSR ≤ 10.5 分（共 56 分）或 HVLT ≤ 15.5 分（共 36 分）可以认为到达诊断标准。

第二，在视空间方面，TMT-A 得分 140 秒，评定标准是 ≥ 98.5 秒（共 150 秒），因此，也达到诊断标准。

第三，在执行能力方面，TMT-B 得分 275 秒，评定标准是 ≥ 188.5 秒（共 300 秒），因此也达到诊断标准。

第四，在语言方面，BNT-30 得分 22 分，评定标准是 ≤ 21.5 分（共 30 分），这方面尚没有达到损害标准。

第五，在人格行为和举止方面，NPI 评分标准是只要出现妄想和幻觉都是异常；抑郁分数＞6分，失抑制＞4分，情绪不稳＞2分，视为异常；激越、欣快、淡漠、运动行为异常也视为异常；抑郁、躁狂、焦虑没有建立分界值。您的母亲出现幻觉和妄想现象，而且伴有抑郁，因此可以评定为达到人格行为和举止损害标准。

小智说道："刘教授您的意思是我母亲的5项认知功能都受到了损害吗？"

刘教授说："您理解得对。认知损害通常分为遗忘性认知损害和非遗忘性认知损害。依据上述测试结果，您母亲出现了记忆功能的损害，因此我们认为您母亲属于遗忘性认知障碍。"

小智问："遗忘性认知障碍是最常见的类型，对吧？"

刘教授解释道："是的。我们进一步对您母亲进行了全面认知功能的评估，包括MMSE、MoCA检测。MMSE评分为18分，评分≤22分就算达到痴呆标准。MoCA评分为16分，≥26分算正常，所以也达到了综合认知损害标准。"

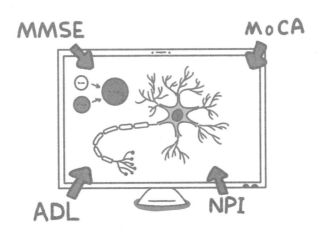

小智问道："这样说来，我母亲的各个认知域受到了损害。同时，总体的认知域也受到了损害。"

刘教授回答道："是的，但是并不能凭借上述检测结果就判断一定是痴呆。为了确定是否达到痴呆的损害标准，我们给您母亲做了阿尔茨海默病 L 的检测，您母亲的得分是 27 分。我们的正常标准是 ≤ 16 分。因此您母亲达到了日常生活能力损害的标准。综合来看，我们判断您的母亲已经达到痴呆的诊断标准了。"

虽然之前小智已经有一定的预感了，但是当刘教授告诉他这个消息的时候，他还是非常难受，他第一时间想到给自己的姐姐打个电话。

姐姐小爱听到这个消息后直接就哭了，问："难道妈妈就痴呆了吗？是不是很快妈妈就不认识我们了？"

小智本来想和姐姐探讨一下对策，他没想到姐姐这么脆弱。小智和姐姐简要地说了一下情况，然后调整了一下自己的情绪，对姐姐说："没事，医生还没有说一定不能治疗，我问问医生后再给你回复。"

小智其实早就明白，自从成家立业之后，他已经成为家庭的支柱了，任何打击和困难他都要坚强，如果他都不坚强，父母和自己的家庭该怎么办呢？

医院食堂送来了饭菜，小智招呼母亲吃饭，母亲一边憨笑着一边叫小智一起吃，小智拿起饭碗，看着母亲，心里一阵阵酸。

第四节　痴呆的病因

小智纠结的问题是母亲的痴呆到底能不能治，用什么药治？

因此，小智迫切地找到刘教授询问情况。

刘教授告诉小智，目前要确定是否可治，我们需要了解导致您母亲痴呆的病因。刘教授找了凳子让小智先安心坐下来，然后对照检查结果详细给小智讲起来。

刘教授说：

"在先天性因素方面，您母亲没有先天性疾病，所以，可以排除先天性疾病所致的智能低下。

在血管性因素方面，您母亲只有高血压病史，没有脑梗死、糖尿病、脑出血病史，头颅磁共振结果未见脑梗死病灶或者脑出血及广泛的微出血病灶，仅仅有脑白质病变（比较轻微），不足以引起痴呆症状，因此，不考虑脑血管疾病所致的血管性痴呆。

在脱髓鞘因素方面，影像学检查结果并不支持脱髓鞘相关的疾病，如多发性硬化、脱髓鞘脑病等。

在中毒性因素方面，首先，您母亲没有中毒病史，未见气体中毒、有机溶剂中毒、重金属中毒、药物中毒等；其次，未见中毒所导致的其他系统改变；最后，影像学检查也未见中毒性脑病的特征性影像。

在外伤性因素方面，您母亲未诉有头颅外伤的病史，同样，影像学检查均未见外伤所致颅内病灶的证据。

在感染性因素方面，您母亲没有前驱感染疾病史，目前也没有发热、头痛等表现，感染和炎症相关指标等均未见明显异常，因此，您母亲暂时不考虑感染性疾病。

在肿瘤性因素方面，您母亲没有进行性消瘦、低热等表现，肿瘤标志物水平不高，颅内和颅外的常规检查未见肿瘤证据。

在营养代谢性因素方面，您母亲的维生素 B_1、叶酸、维生素 B_{12}、同型半胱氨酸、血糖等均未见明显异常，暂时不考虑代谢性因素所致的脑病等。

在免疫性因素方面，您母亲没有系统性免疫疾病病史，没有头痛、癫痫、不自主运动等表现，免疫全套检查未见明显异常，头颅影像学检查未见自身免疫性脑炎的影像学表现。

在机械物理性因素方面，您母亲没有走路不稳、尿失禁等脑积水性痴呆的表现，影像学检查也没有见到脑积水的征象。

您母亲突出的表现是海马萎缩，萎缩程度达到了 3 级。通常分为 0 ~ 4 级，最严重的是 4 级。

综合分析，您母亲疾病的特点是老年发病、隐匿性慢性起病、疾病进行性进展，符合神经系统变性疾病的特点。因此，判断为神经变性疾病所致痴呆。"

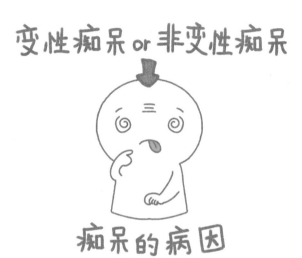

小智感觉刘教授讲得非常清晰。他也觉得自己的母亲应该属于神经变性疾病所致的痴呆，于是进一步问："刘教授，那我母亲现在可以诊断为神经变性痴呆了吗？"

刘教授继续说道："神经变性痴呆是一大类疾病，包括许多种类。我们接下来需要进一步明确您母亲是哪一种神经变性痴呆。"

小智赶紧问道："我母亲属于哪种痴呆呢？"

刘教授说："目前从临床症状上来分析，您母亲的病情符合变性痴呆里面的阿尔茨海默病。"

阿尔茨海默病的核心临床诊断标准：①符合痴呆诊断标准；②起病隐匿，症状在数月至数年中逐渐出现；③有明确的认知损害病史；④表现为遗忘综合征（学习和近记忆下降，伴 1 个或 1 个以上其他认知域损害）或者非遗忘综合征（语言、视空间或执行功能三者之一有损害，伴 1 个或 1 个以上其他认知域损害）。

阿尔茨海默病的排除标准：①伴有与认知障碍发生或恶化相关的卒中史，或存在多发或广泛脑梗死，或存在严重的脑白质病变。②有路易体痴呆的核心症状。③有额颞叶痴呆的显著特征。④有原发性进行性失语的显著特征。⑤有其他引起进行性记忆和认知功能损害的神经系统疾病，或非神经系统疾病，或药物过量或滥用证据。

您母亲表现为遗忘综合征，具有学习和记忆力下降，同时伴有其他认知损害。并且，排除了其他疾病。但是仅仅符合阿尔茨海默病的核心临床诊断标准是不够的，我们需要进一步明确患者有无阿尔茨海默病的生物标志物。

阿尔茨海默病的生物标志物分为两大类：①反映 Aβ 沉积的标志物；②反映神经元损伤的标志物。

在反映 Aβ 沉积的标志物方面：①脑脊液 Aβ 蛋白的水平异常；②淀粉样蛋白 PET-CT 阳性。

在反映神经元损伤的标志物方面：①脑脊液 Tau 蛋白水平异常；② FDG-PET-CT 葡萄糖代谢阳性；③海马或颞叶内侧磁共振阳性。

小智听后说："我母亲还要继续寻找生物标志物吗？"

刘教授说："是的，您说得很对。为了进一步诊断，我们建议您母亲完善生物标志物的检查。您母亲已经完成了海马和颞叶内侧磁共振的检查，发现萎缩指数为 3 分，神经元损伤为阳性。因此，我们建议您母亲继续完善脑脊液的检查，明确 Aβ 标志物和 Tau 标志物水平。"

小智听刘教授说需要完善脑脊液的检查，有些担心腰椎穿刺的副作用，因此很是犹豫和焦虑。

他想和自己的爱人小诗商量一下。

小诗了解情况之后，说："为了进一步明确病因，我们还是要听从医生的建议，虽然腰椎穿刺听起来有些可怕，但是，我特意从网上查阅了相关资料，在正规医院腰椎穿刺是一项非常常规和安全的操作，可以不用担心。"

小智听了爱人的意见后，从内心深处接受了这项检查。

第五节　痴呆的进一步检查

小智签署了腰椎穿刺知情同意书。

很快，刘教授就给小智的母亲安排了腰椎穿刺术。

小智在穿刺室外面焦急地等待了半个小时后，刘教授走出来告诉小智穿刺非常顺利，已经完成，并且嘱咐小智 6 小时内不要让母亲起床，需要去枕平卧。

小智看到母亲躺在床上紧张地看着自己，心里有些难受，他握住母亲的手说："妈，不用担心，穿刺已经结束了，您先好好休息。"

母亲微笑着安慰小智说："没事，没事。"

接下来就是等待，等待几天后的结果。

小智每天带着母亲去医院的广场晒太阳、散步，因为刘教授跟他说过，白天的光照对痴呆的患者非常有好处。

通过几天的观察，母亲的精神状态的确好了一些，相比之前刚入院时的精神行为异常，现在母亲异常的举动少了一些。

腰椎穿刺后的第三天，刘教授拿着报告找到小智。

小智心里忐忑不安，但是他知道迟早要面对这个结果。

刘教授说："您母亲的 β-淀粉样蛋白（1-42）518.80pg/ml，

$A\beta_{1-42}/A\beta_{1-40}$ 0.08，磷酸化 Tau 蛋白（181）72pg/ml，总 Tau 蛋白 495pg/ml。这些数值代表脑脊液 $A\beta$ 蛋白的水平阳性，脑脊液 Tau 蛋白水平阳性。

依据阿尔茨海默病的诊断标准来看，您母亲符合阿尔茨海默病的核心临床诊断标准，同时，两项生物标志物均为阳性，可以诊断为临床高度可能性的阿尔茨海默病。"

小智听到这个消息，心情一下子跌落到谷底，虽然之前他也料到可能是这个结果，但是，他还是希望有奇迹发生，这个消息让他彻底灰心了。

缓过神来之后，小智问刘教授："高度可能性的阿尔茨海默病是啥意思？为什么不能确诊呢？"

小智开始有些情绪了，问道："我们做了这么多检查，住了那么多天院，您就给我们一个可能的诊断？"

刘教授耐心地解释道："是这样的，小智，阿尔茨海默病的诊断金标准是需要做病理活检的。"

小智疑惑地说道："一个活生生的人，不可能去取脑组织做活检啊。"

刘教授肯定地说道："所以，我们临床上走到生物标志物阳性这一步就算是确定阿尔茨海默病了。"

小智继续问道："您说的两大标志物方面，不是还有其他的检查吗？β-淀粉样蛋白方面，不是还可以做 $A\beta$ 的 PET-CT 吗？假如做这个检测没有问题，是不是就不符合阿尔茨海默病？神经元损伤标志物方面，不是还可以做 FDG-PET-CT 吗？假如这个检测没有问题，是不是就不符合阿尔茨海默病？"

刘教授明白小智还是想通过其他手段来否定自己母亲患有阿尔茨海默病。刘教授解释道："的确，我们有多种方法可检测阿尔茨海默病的生物标志物，但是我们只需要标志物中的其中一项检查阳性就可以作为诊断依据,我们不一定要完善所有的生物标志物检查。"

小智逐渐理解了刘教授的意思。但他内心深处还是无法接受,因为他从网络上查了很多资料获知阿尔茨海默病是无法治愈的。因此,他在内心深处对这个疾病非常抵触。

小智与刘教授沟通过后还是不放心,他打电话和妻子小诗进行了沟通。小诗说他有个朋友也是神经科的医生,她可以问问她的朋友。

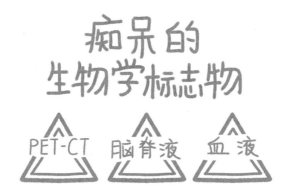

第六节 质疑阿尔茨海默病

小诗把小智母亲的情况详细告诉了她的朋友何医生。

何医生了解情况后,提出了一些疑惑和建议:"目前的证据的确支持阿尔茨海默病的诊断,但是,尚不能完全排除其他变性疾病所致痴呆。"

小诗问何医生:"您指的是哪些其他变性疾病呢?"

何医师解释:"变性痴呆包括以下种类:①阿尔茨海默病;②额颞叶痴呆;③路易体痴呆;④帕金森病合并痴呆;⑤关岛型帕金森病 - 肌萎缩侧索硬化痴呆症;⑥皮质 - 基底节变性;⑦苍白球

黑质色素变性；⑧亨廷顿病；⑨进行性核上性麻痹。这些痴呆都有一些共性的特点，如中老年起病、起病隐匿、病情进行性进展、目前尚无明显有效的治疗方法，在患者死后进行病理解剖，都可以发现一些致病物质在大脑神经元的沉积。"

小诗问："那我母亲有可能是其他类型的变性痴呆吗?"

何医生说："我慢慢给您分析。在额颞叶痴呆方面，支持点在于老年发病，慢性起病，既往无特殊疾病病史，表现为认知障碍。不支持点在于额颞叶痴呆的患者临床表现突出特征是社会行为和人格改变，或者言语功能障碍，而记忆和视空间症状相对不明显。在社会行为方面，可以表现为常与人引起纠纷，行为不检点，偷拿他人物品，处理问题态度鲁莽。另外，还存在刻板行为、饮食行为和习惯改变等。人格改变方面，表现为越来越不关心家人和朋友，变得以自我为中心，我行我素。还可能存在精神异常症状，比如妄想，但是较少出现幻觉，较少有睡眠障碍的主诉，并且对自己的行为改变无自知能力。在言语功能障碍方面存在两种情况，一种是对语义理解困难，患者说话基本流畅，发音复述等正常；还有一种是语言表达困难，患者说话不流畅，费劲。所以从上述证据来看，您母亲并不符合额颞叶痴呆的表现。"

小诗回答："我明白了，我母亲突出的表现不是以社会行为和人格改变起病，也不表现为严重的言语障碍，而是以记忆和视空间损害为主要表现，所以不考虑额颞叶痴呆可能。"

何医生说："是的，你可以

额颞叶痴呆

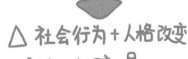

老年+慢性起病+无特殊疾病 } 认知障碍

△ 社会行为+人格改变 or 言语功能障碍

相对不明显：记忆&视空间

这样理解。"

小诗又问："我母亲有可能是路易体痴呆吗?"

何医生说："路易体痴呆患者除了痴呆之外,一般还会有帕金森病体征,如运动迟缓、肌肉僵硬、肢体抖动等;还可能会有生动的视幻觉,看到现实中不存在的物体;最重要的是患者痴呆症状方面与阿尔茨海默病也不同,路易体痴呆的患者认知障碍表现为非遗忘性的认知损害,包括思维和推理能力的下降,以注意力、执行力和视空间能力下降最为突出,而且,存在波动性的注意力和警觉性的变化。所以,您的母亲病情不符合上述特点,暂时不支持路易体痴呆。"

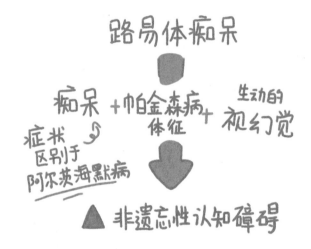

小诗说："我明白了何医生,我母亲的认知障碍主要表现为记忆力下降,没有注意力和警觉性的波动性改变,没有视幻觉和帕金森样表现,所以,目前不考虑路易体痴呆。那么,是否要考虑帕金森病性痴呆呢?"

何医生说："帕金森病性痴呆的诊断需要先满足有帕金森病症候,然后在 1 年内出现痴呆表现,可认为是帕金森病性痴呆,所

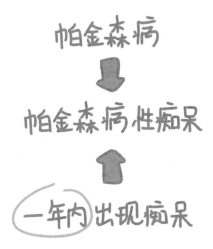

以，您的母亲不符合帕金森病性痴呆。"

小诗说："哦，这个我懂了。那我母亲有没有可能是关岛型帕金森病 - 肌萎缩侧索硬化痴呆症？"

何医生说："关岛型帕金森病 - 肌萎缩侧索硬化痴呆症有 3 种核心症状，包括肌萎缩侧索硬化（也就是我们常说的肌无力和萎缩，俗称'渐冻人'）、帕金森综合征（运动迟缓、肌肉僵硬、肢体震颤等）、进行性痴呆。那么，显然您母亲也不是这种情况。"

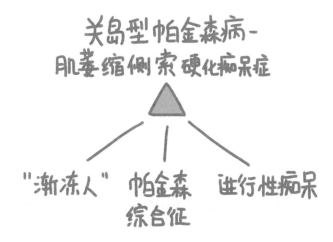

小诗说："您说的还有皮质基底节变性呢？我母亲需要考虑这种疾病吗？"

何医生说："皮质基底节变性患者的认知功能障碍多于病程中晚期出现，且学习和记忆能力相对保留，主要表现为皮质感觉缺失、失用、异己肢征突出，而且一般存在运动功能障碍。另外，苍白球黑质色素变性以及亨廷顿病也是同样的，这些疾病会累及锥体外系结构，导致明显的运动障碍。"

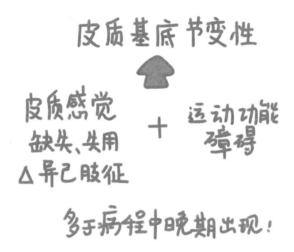

小诗点点头说："您提到的进行性核上性麻痹，我母亲需要考虑吗？"

何医生说："进行性核上性麻痹同时具有几大重要的核心症状，包括眼肌麻痹，不能向上或者向下看；运动障碍，主要表现为姿势不稳，反复跌倒；高级皮质功能损害症状，如认知障碍。所以，您母亲目前也是不符合这种情况的。"

小诗听完何医生的讲解后，基本明白了刘教授与小智对话的意思了，她婆婆目前从临床表现来看是符合阿尔茨海默病诊断的，并且，她知道这个疾病确诊只能靠病理，但是，从医生专业的分析解

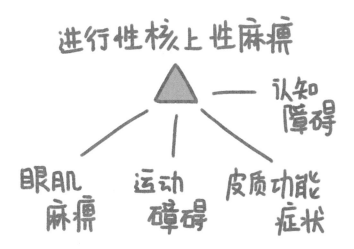

说来看，不支持其他变性疾病所导致的认知障碍。

　　小诗把自己跟何医生的交谈过程与丈夫小智进行了沟通。他们从不能接受母亲诊断为阿尔茨海默病到现在已经开始逐渐接纳。他们也开始明白和理解诊断阿尔茨海默病需要完善许多检查，否则，很多相关疾病是无法进行鉴别的。

　　小智逐渐接受了母亲诊断为阿尔茨海默病的事实，他脑海里浮现出母亲从小到大对自己点点滴滴的照顾，他害怕有一天母亲连自己也不认识了……

（刘云云　李中）

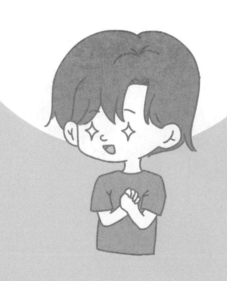

第三篇
进阶篇

第一章

阿尔茨海默病该如何治疗

近期正逢世界阿尔茨海默病日，医院决定联合神经科开展一次阿尔茨海默病诊疗会，帮助大家进一步了解阿尔茨海默病。

小智母亲刚刚确诊该疾病，在主管医生的细心讲解下，小智对阿尔茨海默病的表现、检查及诊断已经有所了解。小智听说此次诊疗会邀请了几位研究阿尔茨海默病的专家，于是他带着阿尔茨海默病治疗方面的疑惑来到现场。

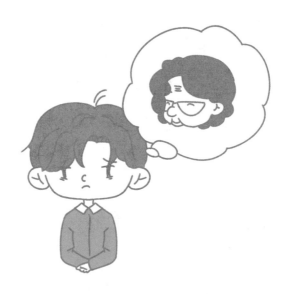

主持人见大家已依次落座，专家团队到齐后便开始诊疗："今天是 9 月 21 日，在座的听众有人知道是什么日子吗？"

大家纷纷摇头，鸦雀无声。主持人介绍道："今天是世界阿尔茨海默病日，李教授邀请了一些阿尔茨海默病方面的专家在这里给大家进行一场疾病科普大会，接下来有请李教授讲话。"

李教授微笑着接过话筒说："感谢大家来参加这场阿尔茨海默病诊疗会，今天我们请来了梁教授、赵教授、雷教授、王教授、何教授五位阿尔茨海默病方面的专家到场，为了让我们更好地了解这种疾病，接下来大家可以自由提问。如果大家有什么问题，请不要犹豫，欢迎提问、发言。"

李教授的话刚落，听众们纷纷举起手，想要提问。其中，一位中年男子举手说："梁教授，我听说阿尔茨海默病是会遗传的，那该如何预防这种疾病呢？"

梁教授深吸一口气，认真回答："的确，阿尔茨海默病存在一定的遗传风险，但是这并不代表我们一定会患上疾病。我们可以通过一些生活习惯的改变及控制一些风险因素来降低患病的风险。例如，我们可以保持健康的生活方式，多运动、保持心情愉悦，这些都能够降低患病的风险。此外，我们还需要注意控制一些危险因素，如高血压、高胆固醇等，这些都是我们需要注意的。"

听众纷纷点头表示认同，紧接着小杨也举手追问："赵教授您好，我叫小杨。我有个邻居也是在医院诊断出患有阿尔茨海默病，我看他去医院都治疗一个多月了，病情还是没有什么好转，是没有什么好的治疗方法吗？"

小杨的问题使听众们沸腾了，下面还有人应和："是啊是啊，我还在网上看，说这个病根本就没有有效的治疗方法！"还有人则说："别瞎看网上说的东西，这个病应该有办法治疗的吧！"

赵教授沉着冷静地拿起话筒说："这些都是大家有疑问的问题。阿尔茨海默病患者的认知变化呈渐进式下降。我们都知道阿尔茨海默病的治疗只能是减缓疾病进展速度，或改善患者的症状，但无法逆转和治愈。阿尔茨海默病在治疗过程中没见到显著的好转效果并不是医生诊断有误或者治疗方案不行，而是由于这个疾病的特殊性所致。阿尔茨海默病目前的治疗手段是尽可能减缓疾病恶化与进展，改善患者的临床症状。"

赵教授解释完后，下面的听众默默点头，有人小声感叹道："今天收获真大啊，我对阿尔茨海默病有了新的了解。"大家看起来都恍然大悟的样子。

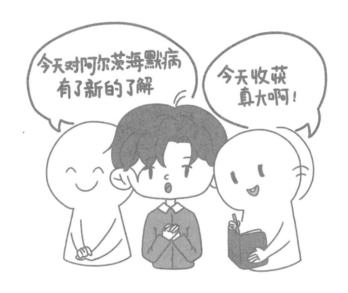

李教授见状说："既然大家对阿尔茨海默病的治疗方法有这么多问题，那么我们今天就主要聊一聊治疗方面的问题吧，我和其他专家都会为大家一一解答的。"

小胡立刻举起了手："雷教授您好，我叫小胡，我的叔叔最近也出现了记忆力减退的情况，想请问教授，有什么适合我叔叔的治疗方法吗？"

雷教授询问了小胡叔叔的病情和年龄后回答道："根据您刚才的描述，您的叔叔很有可能处于阿尔茨海默病痴呆前阶段，这个阶段最主要的治疗方法是识别与控制危险因素，减轻患者的心理负担，同时可以辅助一些认知相关的药物治疗。"

小胡听完雷教授的回答，有些好奇地问道："教授，您刚才说的这个危险因素是什么？怎样减轻患者心理负担呢？能否具体解释一下？"

"当然可以。"雷教授仔细解释道，"危险因素有很多种，主要包括 8 个方面。分别为：①人口学因素：老龄、性别、低教育水平、低社会支持、未婚等；②血管危险因素：高血压、糖尿病、高血脂、心脏病、动脉硬化、肥胖、高同型半胱氨酸血症等；③脑卒中：卒中病灶的体积、部位、脑白质病变等；④遗传学因素：*APOEe4* 基因、*Notch3* 基因突变等；⑤系统性疾病：肝功能不全、肾功能不全、肺功能不全等；⑥代谢性疾病：维生素缺乏等；⑦内分泌疾病：甲状腺功能减退等；⑧中毒：酒精中毒、毒品滥用等。这些因素可以相互交叉存在。这些危险因素中有一些是可缓解因素，如高血压、糖尿病、维生素缺乏、酒精中毒、熬夜等，可以通过服用药物或者改善生活习惯来控制，另一些则为非缓解性危险因素。"

"对于减轻患者心理负担方面，主要是非药物治疗，进行心理健康干预。若非药物治疗效果不佳，可辅助一些小剂量的改善情绪的药物。"雷教授继续解释，"对于认知相关的药物治疗，主要包括两类药物。一类是对因治疗的药物，即针对一些可逆病因的药物。另一类是对症治疗的药物，也就是针对认知功能下降这个症状的药物。改善认知障碍的药物非常多，包括促智药、麦角生物碱类制剂、钙离子拮抗剂、银杏叶提取物、胆碱酯酶抑制剂、离子型谷氨酸受体拮抗剂等，但是目前还没有国家药品监督管理局批准的治疗阿尔茨海默病痴呆前阶段认知症状的药物。有研究发现如尼麦角林、银杏叶制剂对延缓正常老年人记忆力下降有轻微作用，但不能抑制阿尔茨海默病痴呆前阶段转化成痴呆。尼麦角林对痴呆和认知障碍可能有一定的改善作用。"

　　小胡听完后点点头，表示明白了。雷教授又强调道："患有认知障碍的患者应该及早就医，尽早筛查和确诊，寻求专业的医疗帮助，这样才能更好地控制病情的进展。"

　　这时小智举起手来，问道："我想请教一下李教授，我母亲近期刚确诊阿尔茨海默病，我母亲现在这种情况，还有什么治疗手段可以逆转病情吗？要怎么治疗呢？"

　　听到小智的问题，李教授思考了一下说："小智您好，我记得您的母亲。很遗憾地告诉你，正如前面赵教授所介绍的，以目前的医学水平，我们仅可以做到延缓阿尔茨海默病的进展及改善阿尔茨海默病的症状，并没有一种能完全治愈阿尔茨海默病的方法。我们通常可以通过药物治疗和非药物干预手段，来延缓疾病的进展并缓解症状。"

　　"具体来说，药物治疗方面，胆碱酯酶抑制剂、兴奋性氨基酸（NMDA）受体拮抗剂等都被证明对轻、中度阿尔茨海默病患者有一定的疗效。其中，胆碱酯酶抑制剂如多奈哌齐、卡巴拉汀等都是临床上常用的一线药物，可以提高脑内乙酰胆碱的浓度，减轻记忆障碍及认知水平下降等，而NMDA受体拮抗剂可以通过调节神经递质发挥作用，常见的药物是盐酸美金刚等，是另外一种较为常用的一线药物。还有一些其他药物，如中药（银杏叶提取物等），这类药物可以缓解淡漠、焦虑、易激惹、抑郁、谵妄等精神症状。而光照疗法、音乐疗法、认知训练、游戏疗法等非药物干预手段对帮助患者保持生活自理能力非常重要，可减轻患者和照顾者的负担，同时也能缓解症状，延缓进展。目前，光照疗法是阿尔茨海默病治疗方案中新兴的治疗方法，这种治疗方法是利用光敏感物质控制神经元活动，进而调节大脑信号，以减缓阿尔茨海默病的进展。"

　　听到李教授的答案，小智叹气道："那我母亲岂不是没有什么

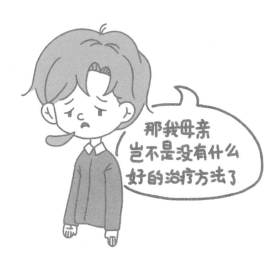

那我母亲岂不是没有什么好的治疗方法了

好的治疗方法了!"小智虽然有些失望,但还是对其表示感谢。

李教授又强调:"还有一点需要注意的是,为您母亲提供精神上的支持和关怀同样也非常重要。患有阿尔茨海默病的患者常常感到孤独、沮丧、焦虑和恐惧,家人和医护人员的关爱可以帮助他们更好地面对病情。"

这时眉头微皱的小陈举起手来,表示自己不是很理解:"教授,刚才介绍的这些药物和非药物治疗方法是适用于所有患有认知障碍的患者吗?如果周围有认知障碍的患者,可以直接买回来吃吗?"

王教授听到这个问题,回答道:"小陈你好,你提的这个问题非常好。这些药物并不是适用于每一位认知障碍的患者,这也就是为什么反复强调要去医院进行专业的咨询。胆碱酯酶抑制剂这类药物具有一定的副作用,在糖尿病、心血管疾病等患者中应用要十分小心。而且,认知训练也需要根据患者的具体情况进行个性化治疗,不同类型的认知训练对不同类型的认知功能有不同的影响。因此,在选择治疗方法的时候,还要根据患者的具体情况和医生的建议进行选择,切勿自行盲目选择。"

此外,王教授补充道:"对于轻微的认知障碍患者,一些非药物治疗方法可能比药物更加适合，如锻炼身体、保持社交活动、改善饮食习惯等。这一阶段的饮食也很有特点，我们称之为地中海饮食，即主要摄入鱼类、水果、蔬菜、富含多不饱和脂肪酸的橄榄油，适度饮用红酒而较少食用猪肉等红肉。但是对于一些中度到重度的认知障碍患者，药物治疗是必不可少的，因为这些药物可以帮助其提高神经信号传递速度，改善记忆力和注意力下降等认知障碍。"

小马接过话筒问道："教授们好，我在网络上也查过一些与阿尔茨海默病相关的知识，感觉阿尔茨海默病每个阶段的治疗手段都是差不多的，不同阶段的治疗都有什么区别呢？"

何教授点头示意，表明自己理解了小马的问题，认真回答道："小马这个问题问得好。阿尔茨海默病是一种进行性痴呆疾病，其症状随着疾病的进展逐渐加重。痴呆的阶段通常分为轻度、中度和重度三个阶段。不同阶段的症状和治疗方法有所不同。在轻度阶段，阿尔茨海默病的症状可能并不明显。这个阶段的治疗方案主要是药物治疗和非药物治疗相结合。药物主要包括前面提到的胆碱酯酶抑制剂或者兴奋性氨基酸受体拮抗剂等。轻度阶段的药物治疗通常是比较温和的，主要目的是延缓疾病的进展。这一阶段更侧重非药物治疗。非药物治疗主要是通过日常的生活方式和行为改变来缓解患者的症状。例如，①锻炼身体：规律的身体活动可以帮助患者保持身体和心理的健康，增强记忆力和注意力。②营养均衡：患者应多吃一些蔬菜、水果、粗粮和谷物等，避免油腻及辛辣刺激性食物。③社交活动：患者应该多参与社交活动，与家人、朋友进行交流互动。④认知训练：是指通过重复的活动和记忆来锻炼患者的认知能力、注意力和思维能力。除此之外，在这一阶段还需要注意家庭和环境因素，家庭成员或照护人员应该对患者提供良好的照顾，帮助患者完成日常生活中的一些活动。同时，环境宜整洁、安全，防止发生危险。"

"在阿尔茨海默病进入中度阶段之后，症状更加明显。这个阶段，患者需要更多的照顾和支持。"何教授继续解释道，"住院治疗是这个阶段患者最好的选择。这个阶段的许多患者由于存在一些精神症状，不认为自己患病。这就需要在医生的帮助下进行专业的治疗，让他们逐渐接受药物，之后再回到家庭进行照料。药物主要是兴奋性氨基酸受体拮抗剂，如美金刚能阻断谷氨酸浓度病理性升高导致的神经元损伤，从而改善认知状况。目前，美金刚对中至重度认知障碍的疗效较好。之前所说的胆碱酯酶抑制剂（多奈哌齐、卡巴拉汀）也同样适用于中度患者。经研究发现，此期还可加用抗氧化剂维生素 E 来延迟阿尔茨海默病患者发病的进程。"

何教授接着讲解："那么对于重度患者呢，药物治疗的疗效较轻度和中度阶段明显下降。但是治疗仍是有必要的。阿尔茨海默病晚期的治疗主要以药物治疗为主，包括认知症状的治疗、精神行为症状的治疗及其他药物治疗三方面。前面提到的胆碱酯酶抑制剂和NMDA 受体拮抗剂依旧是可以使用的。此外，部分神经递质药物、胰岛素等也有一定疗效。需要注意的是，这些药物并不能治愈疾病，只能帮助控制症状。这一阶段还要进行适当物理训练，可以促进神经元的活动，提高患者的认知功能和生命质量。另外，心理治疗、家人的陪伴在这个阶段仍是非常重要的。总体来说，阿尔茨海默病重度阶段的治疗方法是综合性的，需要联合采用多种方法。"

"对阿尔茨海默病每个阶段的治疗就简单介绍到这里。总之，早期预防和干预十分重要，及时发现病情并采取有效的措施对防止病情的恶化和延缓病程至关重要。"何教授总结道。

在何教授的细心讲解过程中，小马也是频频点头。何教授讲解完后，大家纷纷鼓掌。

此时会场上出现了片刻安静，主持人接过话筒："大家都很热情，还有其他什么问题吗？"

大家听完了各位教授的解答，心存感激。李教授最后总结道："大家听了这么多内容，对治疗也有了大概的了解。总结一下就是，如果发现有什么异常，及时去医院就诊，早发现、早诊断、早治疗才是最重要的。在治疗方面还是要去专业的医院，听取医生的意见，切勿自行购买药物服用。"

大家以热烈的掌声表示感谢。

李教授继续说："阿尔茨海默病是一种需要长期治疗和关爱的疾病，希望通过这次科普大会能够让更多的人了解这种疾病，为广大患者提供更好的帮助和支持。"

在会议结束之后，李教授和他的团队还为每一个提问的听众送上了一份小礼品，也为今天的阿尔茨海默病诊疗会画上了圆满的句号。

（洪鑫阳　李中）

第二章

阿尔茨海默病该如何用药

第一节　阿尔茨海默病的用药情况

小智的妈妈最近被诊断为阿尔茨海默病，前几天他带妈妈去医院，医生给他开了多奈哌齐，每天 5mg，每晚一次，一周后复查，并且药的用量需要逐步调整，小智来找药师，想咨询一下。

小智："黎药师，多奈哌齐是什么药物？吃了之后对我妈妈的身体有没有什么不好的影响？还有没有更好的药物可以治疗我妈妈的病？"

黎药师："你妈妈患的是阿尔茨海默病，这种病的病因是脑内的一种神经递质——乙酰胆碱浓度逐渐降低，最终会导致记忆力丧失。多奈哌齐可以抑制破坏乙酰胆碱的酶，使脑内的乙酰胆碱不被破坏，维持脑内乙酰胆碱的浓度，从而达到治疗阿尔茨海默病的效果。多奈哌齐一般是从小剂量开始服用，等它在身体内慢慢发挥作用之后，就需要增加剂量，当然这也要看人体对药物是否敏感，一般是逐步加量，但是每天不超过 10mg。"

第二节　阿尔茨海默病的用药注意事项

小智："黎药师，服用该药物的时候有没有需要特别注意的事项？"

黎药师："多奈哌齐需要睡前服药（通常睡前 15～30 分钟）。

这个药偶尔忘记服药不要紧，不会对药效产生影响，但应该做好服药记录，特别是家属应该帮忙记录，避免下次漏服。如果忘记服药时间超过 7 天，需要咨询医生后再重新开始按照小剂量服药，千万不要随意停药。另外，该药物中含有乳糖成分，如果你妈妈有半乳糖不耐症、乳糖酶缺乏症或葡萄糖 - 半乳糖吸收不良等问题，最好不要使用。"

第三节　阿尔茨海默病治疗药物常见副作用

小智拿了药回家，但过了几天之后，他再次带着妈妈来咨询药师。

小智："为什么我妈妈吃了药之后出现了恶心、呕吐的反应？"

黎药师："乙酰胆碱是人体内正常的物质，多奈哌齐很难精准地控制乙酰胆碱的量，所以难免会出现副作用，它最常见的副作用就是引起胃肠道反应，如恶心、呕吐。阿姨是否能够忍受？"

小智："还在可忍受的范围内。"

黎药师："这个药物服用初期患者可能会出现轻微恶心的症状，但是耐受之后是可以缓解的。先吃一段时间，如果患者症状继续加重的话，需要找医生更换其他药物。还有你妈妈服用药物后，需要定期复查心电图。"

小智："这个药副作用这么大，有没有更好的、没有副作用的药物？"

黎药师："任何药物都有副作用，只是不同的人对药物的敏感性不同，反应也不同。"

1 个月后小智再次找到药师。

小智："我妈妈服用药物后夜间很难入睡，而且出现活动后乏力、心脏不舒服的情况，这是怎么回事呢？"

黎药师："建议带你妈妈去做一个心电图。"

（随后小智带着妈妈做的心电图来找药师，心电图显示心动过缓。）

黎药师："这可能是多奈哌齐引起的药物副作用，需要咨询医生后更换其他的治疗方案。"

下午，小智找到黎药师。

小智："黎药师，医生给我妈妈换了另外一种药，叫美金刚，这个药的效果如何，有无副作用？"

黎药师："这个药作用于大脑中的谷氨酰胺系统，美金刚就像一扇门，阻断了 N-甲基-D-天冬氨酸（N-methyl-D-aspartate，NMDA）和谷氨酰胺受体的结合。这个药物也是从小剂量开始服用，初始剂量 5mg，第 2 周加量至 10mg，第 3 周加量至 15mg，第 4 周加量至 20mg，每日 1 次，口服。你妈妈的肾功能如何？"

小智："前段时间妈妈抽血做了很多检查，这些是化验单。"

黎药师（看了看肾功能的检查结果，在正常范围内）："如果是肾功能有损害的患者，美金刚的剂量应酌情减少。目前你妈妈的肾功能检查结果在正常范围内，可以按照医嘱正常服用和加量，但是需要定期监测肾功能。该药物中也含有乳糖成分，如果你妈妈有半乳糖不耐症、乳糖酶缺乏症或葡萄糖 - 半乳糖吸收不良等问题，最好不要使用。若忘记服药，请到下次服药时间再服用。若多日未服药，剂量应恢复至最低，并逐渐调整。食物不影响该药物吸收，但需固定在每天同一时间服药。另外，碱性尿液会减少药物排出，应避免以下情况：饮食习惯突然改变（如从肉食转为素食时）或大量服用碱性药物（如大量饮用小苏打水）。用药期间密切监测肝功能，必要时需停药。"

小智："黎药师，如果这些药物都不适合我妈妈，还有没有其他药物推荐？"

　　黎药师："除了多奈哌齐和美金刚之外，还有一类胆碱酯酶的抑制剂——卡巴拉汀，属氨基甲酸类，这类药物能同时抑制乙酰胆碱酯酶和丁酰胆碱酯酶，作用会更强烈一些，如果患者症状控制不佳，可以考虑换用卡巴拉汀，该药物剂量大于 6mg 时，其临床疗效较为肯定，但大剂量治疗时，副作用也相应较多。目前已经有了卡巴拉汀的透皮贴剂，使该药物的使用更加方便。"

　　多奈哌齐、美金刚、卡巴拉汀的常见副作用见表 1。

表 1　多奈哌齐、美金刚、卡巴拉汀的常见副作用

药品	常见副作用
多奈哌齐	恶心、腹泻、失眠、呕吐、肌肉痉挛、乏力、倦怠与食欲减退，症状通常轻微且短暂，不必调整剂量，连续服药症状可缓解
美金刚	有幻觉、意识混沌、头晕、头痛、疲倦。少见的副作用（发生率为 0.1%～1%）有焦虑、肌张力增高、呕吐、膀胱炎和性欲增加等。有报道，癫痫发作多发生在有惊厥病史的患者
卡巴拉汀	该药可以出现轻至中度的副作用，通常不予处理即可自行消失。副作用发生的频率及程度常随用药剂量的递增而增多或加重。一般情况异常：意外创伤 7%，疲劳 7%，虚弱 6%。中枢和周围神经系统异常：眩晕 19%，头痛 15%，困倦 5%。胃肠系统异常：恶心 38%，呕吐 23%，腹泻 15%，食欲减退 11%，消化不良 6%。精神异常：激动 8%，失眠 8%，精神错乱 6%，抑郁 5%。防御机制异常：上呼吸道感染 7%，泌尿道感染 5%。女性患者对恶心、呕吐、食欲减退和体重下降更为敏感。重酒石酸卡巴拉汀胶囊不引起任何实验室检查项目的改变，包括肝功能或心电图，因此不需进行特殊监护

第四节 阿尔茨海默病患者用药教育

小智和妈妈非常满意地回到家里，但是一年后小智再次来找黎药师。

小智："黎药师，我妈妈这段时间病情变化特别快，经常会遗忘事情，也出现了不认识家人的情况。"

黎药师："你妈妈有没有按照医嘱定时服用药物？"

小智："由于我最近比较忙，妈妈一直由保姆照顾，听保姆说，妈妈经常发脾气不愿意吃药，所以经常会漏服药物。"

黎药师："治疗阿尔茨海默病，药越早服用越好，药物并不能完全消除疾病，但是能延缓疾病的进展，而且阿尔茨海默病是需要长期服药的。所以你妈妈最近一段时间病情进展特别快，可能与漏服药物有关。目前市面上有很多带标识的智能药盒，可以把每天需服用的药物放在小盒子里面，用一次拿一次，非常方便，也可以清晰地知道哪一天没有服药。另外，手机上也有很多小程序，专门提醒患者按时服药，也是很方便的。"

小智："好的，黎药师，我明白了，我一定督促我妈妈按时服药。"

一个月后小智再次来到药师门诊。

小智："我妈妈最近睡眠不好，心情焦虑，而且出现了幻觉，经常觉得有人在和她说话，医生给她开了利培酮，我看了一下说明书，这个药物并不治疗阿尔茨海默病啊，而是一类抗精神病的药物，为什么医生会给我妈妈开治疗精神病的药物？"

黎药师："有一些患者得了阿尔茨海默病之后会出现一些精神症状，这也是比较常见的。医生为了稳定患者情绪，会给她开一些抗精神病的药物，如利培酮、奥氮平、喹硫平。患者有时候还会出现抑郁、焦虑，有时候又会出现冲动和激越的行为，医生就会给她开一些治疗抑郁的药物，如曲唑酮、舍曲林、西酞普兰、米氮平等。使用这类抗精神病药物，应定期评估疗效和副作用，避免长期使用。非药物干预也非常重要，照料者的心理支持可提高阿尔茨海默病患者的生活质量，所以您应该多和妈妈交流，多点陪伴，尽量减缓病情的进展。"

小智："好的，谢谢黎药师。"

（黎小妍　李中）

第三章

阿尔茨海默病非药物治疗

第一节　阿尔茨海默病与光照治疗

　　最近，小智妈妈的病情又出现了一些新的问题，开始出现白天睡眠增加，夜间睡眠减少，严重时还会出现烦躁不安的情况。小智觉得是因为妈妈晚上睡得太少了，所以，给妈妈吃了一些安眠的药物。晚上的睡眠确实改善了，但是妈妈似乎更糊涂了，白天也睡得更多了。为此，小智再次找到李医生。

　　李医生给小智解释道："您母亲出现了一些睡眠的问题，以及痴呆相关的精神行为异常，这可能与最近较长时间的阴雨天气有关。"

　　小智惊讶地问："天气还能影响阿尔茨海默病的病情？"

　　李医生解释道："天气可能通过改变环境中的光照，进而诱发痴呆患者的睡眠障碍、行为异常等。德国一家疗养院研究分析了当地的天气数据与痴呆患者睡眠障碍、精神行为异常发生的关系。结果发现多云短日（多云或阴雨天气、日光照射时间较短）时患者夜间容易出现睡眠障碍和精神行为异常。据此，疗养院改善了光照条件，以减轻一些痴呆患者的睡眠障碍和精神行为异常。

　　阳光照射是昼夜节律和睡眠 - 觉醒周期的关键决定因素。在白天，阳光能够刺激视交叉上核，随后向大脑和身体发送信号，用于调节神经内分泌功能和神经行为。在夜间和黑暗时，松果体产生的褪黑素引导大脑和身体休息并形成昼夜节律。

在患有阿尔茨海默病的老年人中，视交叉上核功能可能发生障碍，昼夜光信号输入减少，导致昼夜节律紊乱。多达 44% 的痴呆患者存在睡眠 - 觉醒障碍和行为异常。在阴雨天气，自然光线不充分，更加容易出现昼夜节律紊乱。通过调整白天光照（阳光或室内灯光）的方式可以调节昼夜节律，是改善患者症状的方式之一。此外，阳光照射还可以增加维生素 D 合成，也能改善阿尔茨海默病患者的精神行为异常。"

小智继续问道："那是否可以在太阳光线不足的情况下，增加室内灯光来改善症状？"

李医生继续说："通过室内灯光调节的方式来模拟昼夜节律是目前养老机构常用的有效方法。可以改变室内装修，如天花板和墙壁的颜色亮一些，加强白天照明。灯光亮度、色度的具体参数，目前没有很确定的推荐，可以参照一些研究的参数。一项研究是在天花板上安装 LED 面板，在上午 10 点到下午 3 点之间提供强冷光，早上和晚上调低照度和色度。该研究发现，接受亮光治疗的阿尔茨海默病患者在 16 周后睡眠状况、情感症状（焦虑、抑郁）均有所改善。总之，具体光照参数设定尚没有达成共识，我们可以参照当前一些研究的参数设置，根据患者和照料者的接受度酌情调整。需要注意的是，夜间光照应当在患者和照料者接受范围内适当调低，因为晚上暴露在较强光线下可能会扰乱睡眠。"

听了李医生的介绍，小智决定在有阳光的日子多带母亲外出晒太阳。同时把家里的灯更换为可调节亮度灯。白天尽量保持自然光线，必要时开灯增强室内光线。经过数周的调整，母亲的夜间睡眠、白天嗜睡均得到了一定的改善。

从此以后，小智对于光照治疗阿尔茨海默病更加感兴趣，继续在网络上搜索一些关于光照治疗阿尔茨海默病的消息，并再次找到李医生进行咨询。

"李医生，上次按照您的方法，我妈妈目前的睡眠、情绪确实有了明显的改善。网上说有多种光照的方式，富蓝光、近红外光、40Hz 闪烁光可以治疗阿尔茨海默病，我母亲能用吗？"小智急切地问。

李医生发现小智是查了一些资料的，并且对光照疗法抱有很大的期待。李医生解释道：

"当前光照疗法治疗阿尔茨海默病的研究较为热门，也获得了不少可信的研究结果。有多项研究发现 40Hz 闪烁光刺激能够改善阿尔茨海默病小鼠模型的病情。也有一些临床研究正在开展，以测试 40Hz 刺激对阿尔茨海默病的有效性。但是，最近发表的一些高质量研究得出了一个相反的结论，未能发现 40Hz 闪烁光刺激可以改善阿尔茨海默病小鼠模型的病情。

也有一些研究提示，定时富蓝光照射对轻度和中度阿尔茨海默病患者睡眠和认知有积极影响。有些健康老年人在前一天晚上接受富蓝光照射后，第二天早晨发现认知能力得到改善。除了这些可见光之外，也有一些非可见光（如近红外光、远红外光）用于阿尔茨海默病的治疗。"

听到李医生介绍了这么多种有希望的疗法，小智急切地问："这些治疗方案咱们医院有吗？能尽快给我母亲治疗吗？"

李医生继续说："上述方法目前仍处在动物实验或者早期临床试验当中，均没有被批准。目前，医生也不推荐上述方法常规用于阿尔茨海默病的治疗。如果想尝试，患者和家属可以申请参与一些正在开展的临床研究项目接受这类治疗。"

听到李医生这么说，小智很失落。李医生继续补充道："你具有较好的网上信息检索能力，对于网络信息要注意甄别，尤其要对网上宣称能够治疗阿尔茨海默病的'高科技''新科技'等收费项目进行辨别，任何治疗均应咨询正规的专科医生，再决定是否采用。"

小智对李医生的提醒表示感谢，结束了本次咨询。

（商苏杭 王瑾）

第二节 阿尔茨海默病与音乐治疗

小智的母亲确诊阿尔茨海默病后，在李医生的指导与帮助下，小智一边积极配合医生，一边细心地呵护母亲。经过一段时间的治疗，母亲的病情有所缓解和控制。

自从母亲生病后，小智总要抽出一些时间查找和研读阿尔茨海默病的资料。一天，他翻阅资料时突然发现，阿尔茨海默病也可以采用音乐治疗的方法。于是，他立即联系了自己在美国工作时结交的一位医生朋友小凯，询问了国外音乐治疗阿尔茨海默病的情况，朋友告诉他："音乐治疗在美国已经有 70 多年的历史了，现在有大量的音乐治疗师从事认知障碍人群照护工作。由于音乐治疗在这一领域中发挥出了独特的作用，所以在 20 世纪 70 年代，美国国会通过了一项法律：所有的阿尔茨海默病治疗机构必须有音乐治疗。这足见音乐的力量。"

小智听后内心感到无比喜悦，心想：母亲能不能也试试用音乐进行治疗，这样不仅能够减轻药物治疗对母亲的伤害，还可能会有利于母亲身体的早日恢复。他立即拨通了李医生的电话，约定他们见面的时间，以便更好地询问李医生。

当他见到李医生时，急切地问道："音乐治疗可以用于阿尔茨海默病吗，有没有依据呢？"

　　李医生说："音乐治疗是一门多领域交叉的学科，即运用音乐特有的生理、心理效应，科学且系统地干预患者治疗过程，达到生理、心理、情绪的整合，帮助阿尔茨海默病患者调节情绪，改善认知能力，延缓疾病发展。音乐治疗对阿尔茨海默病患者的辅助干预作用机制可以从心理和生理两方面分析。

　　（1）心理作用：音乐作为一种非语言的交流形式，可与患者的情绪产生共鸣，使患者能够并愿意随着音乐的变化来调整自己的情绪状态，从而改变不良情绪，达到改善心情，调动其积极性的目的。古人云，'乐从心生'，就是说音乐的心理作用。当个体接触到不同的音乐元素，如节奏、旋律、和声、响度等时，下丘脑和边缘系统等人脑主管情绪的中枢即被激活，个体的情绪状态也会获得调节。在音乐治疗的过程中，患者的喜、怒、哀、乐等各类情感得以充分释放、宣泄，从而带来良好的心理状态，进而从心理上达到辅助干预的目的。

　　（2）生理作用：音是由于物体的振动而产生的，音乐则是由一连串不同性质的谐振组合所产生的一种特殊的振动。当音乐产生的振动与人体内的生理振动相吻合时，人体内的各种性质的律动会产生一种'共振'，而这种'共振'可以引起各种生理反应，进而调节人的生理状态。仪器监测的数据证实了音乐对血压升降、脉搏跳动、心脏收缩、肌肉张弛和呼吸频率等生理状态具有缓解或改善作用。"

　　李医生的话音刚落，小智就说："既然音乐治疗有如此大的作用，那就赶紧开始给我妈妈进行音乐治疗吧！"

　　李医生和颜悦色地说："你先别急，我还要再跟你介绍一下音乐治疗是怎么对阿尔茨海默病患者发挥作用的。音乐治疗分为主动音乐治疗和被动音乐治疗两种方式。主动音乐治疗需要患者主动参与演奏乐器或演唱歌曲；被动音乐治疗只需患者聆听音乐，不需要演奏或演唱。与被动音乐治疗相比，主动音乐治疗更能调动阿尔茨海默病患者的积极性，使其更愿意参与活动。音乐治疗可以从认知、情感和行为等方面发挥对阿尔茨海默病患者的治疗功效。

第一，它能帮助患者延缓认知衰退。认知障碍是老年痴呆患者的特征性临床表现，其会随着病情的发展逐渐明显。让患者唱和听熟悉的歌曲，再加上偶尔的发声练习和有节奏的律动，并进行回忆和讨论，患者的情景记忆、注意力、执行和认知能力均得到显著改善。

第二，它能帮助患者记忆康复。记忆康复是阿尔茨海默病干预的一个主要方面。轻度认知功能障碍和早期阿尔茨海默病患者虽然认知功能、记忆功能及语言功能等均有退化的现象，但保留了对音乐的感受反应能力，这种能力将助于记忆的康复。

第三，它能帮助患者改善语言障碍。语言障碍是阿尔茨海默病的主要症状之一，包括语言表达能力和理解能力的衰退。音乐是流动的语言，对延缓患者的语言障碍，改善痴呆症状具有不可替代的价值。绝大部分阿尔茨海默病患者的语言功能虽然逐渐衰退，但他们依然能够准确无误地唱出歌曲的旋律，也能较好地唱出歌词。另外，音乐作为一种社会性的非语言交流艺术形式，本身就是一种社会交往活动，通过各种音乐活动，如合唱、即兴演奏等形式，可以为患者提供一个安全、愉快、温馨、和谐的人际交往环境，使其通过参与活动来逐渐恢复自己的社会交往能力。

第四，它能帮助患者舒缓情绪并提高睡眠质量。当认知功能逐渐衰退时，焦虑、抑郁和行为问题通常就会显现，包括易怒、退缩、抑郁、焦虑、恐惧、妄想、猜疑、攻击、幻想、幻觉。而音乐治疗可以在缓解焦虑、调节情绪的同时提高睡眠质量。"

小智接着问道："那我母亲也应该试试音乐治疗，这对她的认知和情绪改善都有好处。我需要准备些什么音乐呢？"

李医生说："音乐治疗是有益处的，但要做好音乐的选择。首先，要因人而异。由于患者症状、文化背景、生活经历、受教育程度、个人喜好等不同，他们对音乐的感受、反应能力也不同。不同的音乐对不同的人影响也是有差异的。从现代医学角度看，音乐对情绪活动的作用，与内分泌、自主神经系统、丘脑下部、边缘系统有着密切关系。音乐的节奏、力度、旋律、和声，可以不同程度地影响人的精神心理活动。比如，强迫不喜欢民乐的老人去听《春江花月夜》，即使曲调再柔和，还是会让人产生烦躁、厌恶的情绪，治疗只会适得其反。"

小智听后急忙说道："我妈妈原来是一个性格开朗的人，喜欢说笑，善于交际，她的朋友很多，而且经常和他们唱歌、跳广场舞，是不是根据性格就能选定适合她的音乐类型呢？"

李医生说："选择音乐时不仅要根据患者的性格特点，还要因病而异。抑郁型患者需要听一些具有'忧郁感'的音乐，使心灵得到共鸣，有助于打开心扉。急躁型患者应该听节奏舒缓的乐曲，可以调整心情、克服急躁。失眠型患者应常听节奏少变、旋律缓慢、清幽典雅的音乐，可以安抚情绪，使其有放松、坦然之感。

除了这些，音乐的选择还要因情绪而异。例如，当老人处于强烈悲痛情绪时，不能立即选用欢快的乐曲，这可能会使老人心烦意乱，产生厌恶感。应选用《悲怆》交响乐或民乐《江河水》一类的乐曲，以求宣泄悲痛之情，引导其尽情发泄，直到心中郁结的悲哀得以化解，等其逐渐感到轻松后，再聆听平静舒缓的乐曲，再经过一段调整，情绪有了转换后，才能逐步聆听较轻快的乐曲，使波动的情绪得以平静下来。"

小智一边听李医生讲，一边回忆妈妈在生病期间的情绪反应，当李医生讲完之后，他接着问："我妈妈的情绪似乎在一天之内会随着时间而波动，是不是不同时间也需要选择不同类型的音乐呢？"

李医生笑了笑说："确实是这样，我们选择音乐时还要因时而异，一天中不同的时间段也要选择不同的音乐。一般来说，吃饭时听些柔和轻松的音乐，可以增加食欲。而饭后欣赏舒缓的音乐，则可以使元气归宗，乐以忘忧，健脾消食。睡前，从喜欢的音乐中选择和声简单、音乐和谐、旋律变化跳跃小、缓慢的独奏曲或抒情缓慢的纯音乐，则有利于创造放松、舒适的意境，促进睡眠，提高睡眠质量。"

小智笑着说："医生真是太了不起了，对音乐的了解也如此全面，我一定会注意您说的这几点。"

小智又追问李医生："您有没有推荐的音乐类型可以作为我母亲的治疗音乐呢？"

李医生说："具体可以从以下四种类型进行选择。第一种是儿歌，听喜欢的儿歌可以有效改善痴呆患者的身心障碍，有利于消除孤僻老人的沟通障碍，加强老人对生活的信心。"

听到这里，小智的脑海中马上浮现出小时候妈妈经常教给他的儿歌。

于是，他立即对李医生说："这点我能做到！"

李医生接着说："第二种是有大自然音效的音乐。这种类型的音乐能够与人的身心频率形成和谐共振，从而减缓阿尔茨海默病患者的病情发展。"

小智说："这个简单，我会选择一个有花草树木、虫鸣鸟叫的环境，让母亲尽力融入大自然中。"

"第三种音乐就是柔和、优美、抒情的音乐。"李医生补充道，"这种音乐适合有焦虑、抑郁、冠心病症状的阿尔茨海默病患者。因为这类音乐能够促使血管舒张，改善心肌供血情况，具有镇静、降压、调节情绪的作用。"

"第四种是激情、兴奋类的音乐。此类音乐可以鼓舞斗志，使人精神振奋，意志坚强，同时能够使痛阈升高，有较好的镇痛作用。"

小智听完后惭愧地说："平常自己认知中的音乐，就是单纯的娱乐放松，没想到它还有这么多神奇功效，为了母亲的康复，看来我这个音盲儿子首先要爱上这美妙的音乐。"

李医生也打趣道："好吧，我期盼着您和您的母亲都能感受到音乐的魅力！"

李医生喝了口水，歇了一会儿又说道："用音乐疗法还得讲究方法，选择音乐时也要根据患者疾病的发展阶段有所区别。

早期可以进行歌曲回忆法。早期阿尔茨海默病患者除了记忆下降明显外，其余症状并不突出，此阶段可以给老人播放具有时代代表性的歌曲，唤起老人以往的记忆，以达到刺激、保持和改善长时记忆的目的。同时，也可以教老人学习新的歌曲，刺激他们的短时记忆，让他们记住现在发生的事情。

中期可以进行音乐聆听放松法。对于中期阶段的患者，音乐治疗干预的重点是给患者创造一个平和的环境，减少患者的激越行为。当患者出现生气、想发脾气、激越等不良行为时，可以给患者播放其熟悉的音乐曲目或节奏缓慢的轻音乐，让患者的心情逐渐平静。

晚期可以通过音乐让患者感受周围的关怀。晚期患者典型的症状是失去说话及表达的能力，但是相关研究发现，即便到了疾病晚期，患者还是有部分自我意识的，这时不妨多播放患者喜欢的歌曲，只要是患者熟悉并且喜欢的都可以，让他们感受到来自周围的关怀。"

小智顺口问李医生："您有没有合适的曲目推荐给我？"

李医生笑着说道："我这里还真有一些曲目可以推荐给你，但是仅供参考，如中国经典儿歌、大自然音乐系列、军旅歌曲系列、圣诞歌曲系列、肖邦夜曲系列、莫扎特小夜曲系列等。"

小智再一次感谢了李医生，并且保证他一定会针对妈妈的情况找到适合的音乐，来帮助妈妈恢复健康。

最后，李医生为小智妈妈及所有患者还送上了一份温馨提示：

在音乐治疗时一定要考虑一下家人的爱好，你的家人喜欢哪类音乐？什么音乐能够唤起他／她生活中美好时光的回忆？

营造氛围，在进餐时间或者进行晨间卫生例行工作时，要让你的家人平静下来，可以播放音乐或者唱一首舒缓的歌曲。当你想提升他／她的情绪时，可以播放较欢快或者节奏较快的音乐。

为了避免过度刺激，当播放音乐的时候，要消除其他的噪声。注意关掉电视、关上门，根据家人的听力水平调节音量。选择的音乐不要被广告打断，否则会给他／她造成困惑。

时常进行鼓励活动，帮助家人跟着节奏拍手或拍打他／她的脚。如果可以的话，考虑和家人一起跳舞，一起唱歌，增强你们之间的关系。

第三节 阿尔茨海默病与运动治疗

"运动有益健康"——这句简单的口号背后蕴藏着更深奥的科学道理。小智了解到目前运动疗法已经运用到各类疾病的治疗当中，他迫切地想知道运动治疗是否也对阿尔茨海默病患者有效。

小智在李医生的介绍下来到了康复中心王主任的办公室，王主任热情地接待了他。

王主任说道："目前的运动疗法是以运动学、生物力学和神经发育学为基础，以改善身体、生理、心理和精神的功能障碍为主要目标，以作用力和反作用力为主要因素的一种治疗方法。运动可以保护我们的大脑，减慢脑萎缩的速度，其作用体现在多个方面。"

王主任继续说道："大量研究已经证实，体育活动的频率与老年人的认知功能呈正相关。首先，运动可以增加脑血流量，提高红细胞携氧能力，为脑组织提供丰富的营养。其次，运动可以有效降低动脉硬化的风险，从而减少脑血管病对大脑造成的损害。另外，运动可以增加神经营养因子的释放，促进血管和神经突触的再生，有利于认知功能的维持和改善。适当的运动，特别是有氧运动可以提高普通人群的认知功能，防止老年人认知功能的下降。进行规律的体力活动、运动或锻炼，可以降低发生轻度认知功能障碍和痴呆的风险。运动是中枢神经系统有效的刺激形式。所有运动都可向中枢神经系统提供感觉、运动和反射性传入，对大脑的功能重组和代偿起着重要作用。对于已患有阿尔茨海默病的中老年人，运动可以使其短期内认知功能得到改善，还有助于控制精神行为症状和维持良好的情绪。此外，阿尔茨海默病患者会出现灵活性、力量、平衡力和耐受性下降等运动问题，常常表现出强直、行走缓慢和容易跌倒。而特定的运动训练可以有效地使患者保存或改善运动功能，预防跌倒的发生，显著降低致残率。适合老年人的运动形式有很多，包括散步、慢跑、太极拳和各种球类运动等，可以根据自身的健康状态进行选择。"

　　小智一边听一边认真地做着笔记，王主任看着小智专心的样子，沉思片刻，说道："概括来说，运动延缓了老年人认知能力的退化和肌肉功能的衰退，可以有效地改善患者的体能、情绪和生活质量。阿尔茨海默病患者的主要症状之一就是记忆力衰退。人体大脑中，有一个叫海马体的区域，主管学习和记忆。海马体中存在负责生成神经细胞的神经祖细胞，神经祖细胞分化后产生神经元和胶质细胞，可以分泌多种神经营养因子。阿尔茨海默病患者的海马体中，神经元再生出现障碍。科学家们通过大量的动物实验研究发现，运动能促进大脑中细胞因子再生，增加海马体的体积，对缓解病症起到积极作用。"

　　小智若有所思，接着问道："阿尔茨海默病患者怎么进行运动治疗呢？"

　　王主任喝了口水慢慢说道："目前，阿尔茨海默病患者运动锻炼大致分为四种类型：有氧运动、抗阻运动、身心运动和娱乐游戏。

具体来说，有氧运动包括散步、慢跑、健步走、深呼吸和骑行等室内外活动，帮助运动者提高心肺功能，同时让氧气获取量充足，让大脑细胞保持活跃的状态。不过，各项运动都是有一定的技巧和要求的，就拿深呼吸来说，可以到空气清新的地方进行，笔直站立，双脚打开与肩同宽，闭上眼睛后手臂抬高，结合扩胸运动并用鼻腔吸气，口腔吐气，可以获取更多氧气。"

王主任边说边给小智演示了深呼吸动作，小智跟着学了一次。王主任指出："你的动作中手臂运动可以再放慢一点，不要太用力气，呼吸要均匀，力求身心放松。"小智按照王主任的指点调整了动作，果然放松了很多。

王主任接着讲道："除了有氧运动外，还可以进行抗阻运动。这种运动是以锻炼肌肉为目标，使用抵抗自身重力或阻力的器材进行的活动，以减缓肌肉萎缩，包括俯卧撑、仰卧起坐、哑铃、杠铃、拉弹力带和站起坐下等活动，这些活动应根据个体的体能确定每天做几组、每组做多少次，最好持之以恒规律地进行。比如椅子旁站起坐下活动，每组 5～20 次，每天做 3 组，完成速度可由患者完成的次数来调控，达到锻炼腿部和腰部肌肉并训练平衡能力的目的。"

"身心运动则是一种既能强健体魄又能使心境平和、缓解疲劳的体育运动，在身心运动过程中需集中注意力、保持情绪稳定、呼吸均匀。例如，太极拳、瑜伽、气功、广播操、广场舞、球类活动（如高尔夫球、羽毛球、台球、篮球和乒乓球）等，这些活动既有群体性又能个人独立开展，对提高阿尔茨海默病患者的个人价值和社交能力有极大的帮助。其中，太极拳和乒乓球运动对预防和延缓阿尔茨海默病患者的病情有着意想不到的作用。"

王主任对太极拳深有研究，缓慢地说："太极拳基于太极阴阳之理念，用意念统领全身，由入静放松、以意导气、以气催形，含蓄内敛、连绵不断、以柔克刚、急缓相间、行云流水的拳术风格使习练者的意、气、形、神逐渐趋于一体的至高境界，使得习练者在增强体质的同时提高自身素养，提升人与自然、人与社会的融洽与和谐。太极拳是一套被精心设计的动作模式，习练者在学习和记忆的过程中，视空间、处理速度和情景记忆都能得到充分的训练。"

王主任喝了口水，接着说："再来说打乒乓球，在打球过程中需要眼睛、大脑、手、双脚都及时配合到位，迅速反应。乒乓球运动不仅可以使整个身体功能得到锻炼，还能开发大脑智力，提高思维能力，有助于提高运动者的警觉度及身体平衡能力和协调能力。另外，打乒乓球还为运动者提供了'以球会友'的社交机会，非常适合阿尔茨海默病患者参与其中，在锻炼体能的同时增强其适应社会生活的能力。"

"娱乐游戏则是以脑的可塑性理论和大脑功能重组理论为基础的理念，以娱乐疗法为主线的游戏活动。由于游戏活动可以使情绪放松，能表现出自己言语不能表达的情绪，因此，不同形式的游戏疗法正越来越多地应用于成人。轻、中度阿尔茨海默病患者的认知、行为、理解问题和解决问题能力退化严重，使其越来越像幼儿，娱乐游戏治疗同样适用于轻、中度阿尔茨海默病患者。"

小智越听越觉得有意思，急忙问道："娱乐游戏要怎么做啊？"

王主任接着说："娱乐游戏治疗可分为四类，第一类是体能性游戏，比如套圈、集体操、手指操等，体能性游戏能够提高阿尔茨海默病患者的平衡功能、生活自理能力、认知功能。手指操就是一种实用且有效的运动疗法，具有成本低、操作简单、易于实施和易于被患者接受的优势。手指操在轻、中度阿尔茨海默病患者中可有效改善患者的运动、理解、记忆、思维等能力，在提高患者生活自理能力的同时提升患者的生活质量。目前手指操的版本很多，我在这里介绍几种简单的手指练习动作。"

第一组手指操：

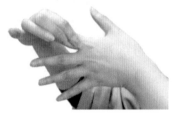

用一手的食指和拇指揉捏另一手的手指，从大拇指开始，每根手指做 10 秒。

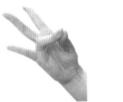

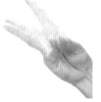

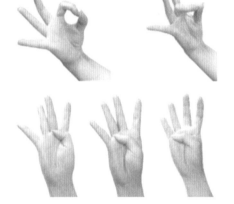

用一手的拇指按压其余各指指端，之后再用拇指按压其余各指指根，双手重复多次。

吸足气用力握拳，握拳时将拇指握在掌心，用力吐气，同时急速依次伸开小指、无名指、中指、食指，双手重复多次。

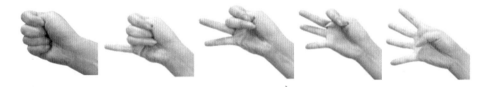

双手手腕伸直，五指靠拢，然后张开五指，再收拢五指，双手重复多次。

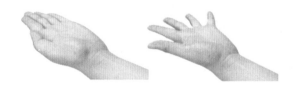

第二组手指操：

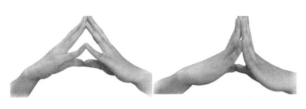

抬肘与胸齐平，两手手指相对，互相按压，用力深吸气，边吐气边用力按压各指。

抬腕与胸齐平，双手对应手指互勾，用力向两侧拉，重复多次。

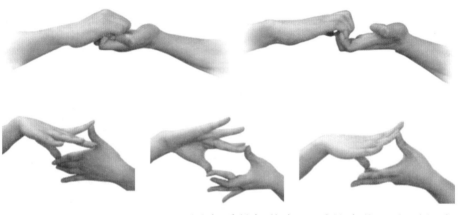

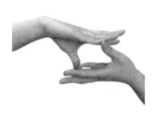

用右手的拇指与左手的食指、右手的食指与左手的拇指交替相触，使两手交替运动，熟练后加速。再以右手拇指与左手中指、左手拇指与右手中指交替做相触动作，依次类推，直至做到小指。

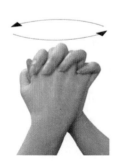

双手手指交叉相握，手指伸向手指，以腕为轴来回自由转动，重复多次。

小智看着王主任说:"这些太简单了。"

王主任笑了笑说:"这些动作看似很简单,做好做快就不容易了,那我们一起玩个手指游戏吧。"小智高兴地答应了。

王主任说:"伸出你的双手,用力展开五指,然后用力握拳,左手拇指包在拳内,右手拇指在拳外,这是第一个动作,第二个动作是用力展开双手五指,然后用力握拳,左手拇指在拳外,右手拇指包在拳内,如此反复这两个动作。我数单数时,你要完成第一个动作,我数双数时,你完成第二个动作。现在我开始数数了:1、2、3,……"刚数到3,小智的双手握拳就相同了,小智不好意思地笑了。

王主任说:"我们再来一次吧。"这次数到了5,小智就握错了拳。

王主任笑着问小智:"你感觉如何?"

小智沉思着说:"这简单的游戏不仅可以锻炼双手的握力,还能让大脑正确地控制手指的活动,对提高大脑的功能太有帮助了。"

王主任认同地点了点头,继续说道:"第二类是操作性游戏,如折纸、搭积木、下棋、数字排序、各种拼图、小猫钓鱼比赛、串珠比赛等。此类游戏对轻、中度阿尔茨海默病患者具有减缓认知功能衰退的功效,能够提升他们的主观幸福感。

第三类是象征性游戏,如跳舞、打鼓、角色扮演、绘画、唱歌等。此类游戏可以延缓阿尔茨海默病患者病程的进展,改善患者的精神状态。

第四类是比赛性游戏,如五子棋、象棋、跳棋、军棋、飞行棋、麻将、纸牌等。在游戏过程中可以充分考虑患者的需要设置一定的奖品,加强游戏中的互动及情感交流。此类游戏不仅可以改善阿尔茨海默病患者的认知功能,还能有效地缓解患者抑郁、激越、焦虑、烦躁等负性情绪。"

小智听了王主任的讲解，内心非常惭愧。自己是一名体育爱好者，却忽视了母亲的体育活动，日常将很多家务事推到母亲身上，只想自己玩个痛快。母亲一生任劳任怨，即使患病也从不告诉儿女，而自己并没有体贴地关心她，更没有经常陪伴在她身边。小智越想越懊悔，泪水不由自主地流下来了。他告别了王主任，匆匆赶回家，打算多陪伴母亲。

当小智打开家门时，看到外甥小军和女儿兰兰正在玩跳棋，母亲却呆坐在阳台上望着窗外。

小智笑着对小军和女儿说："怎么没有和奶奶一起玩呢？奶奶可是个玩跳棋的高手，我小时候很少赢过她呢！"

小军惊讶道："奶奶说她不会玩呀！"

小智说道："那你可以教教她，当一次她的老师也不错呀！"

小军和女儿高兴地跑过去拉着奶奶一起玩起了跳棋。

小智猜到姐姐一定正在厨房忙着做饭，每次姐姐来家里，总是忙这忙那，从不让妈妈干点活，生怕她累着，今天一定也是姐姐不让她进厨房帮忙。

姐姐听到小智的声音急切地推开门，问道："王主任怎么说呢？有没有什么好的治疗方法？"

小智笑着说："好好运动锻炼，病情会好转的。"

姐姐疑惑地反问："就这么简单？"

小智回答："你还不信？你想想，机器不用就要生锈，脑子不用当然就要退化了。只有多用脑，脑子才会越用越灵活。现在妈妈的大脑就像小孩的大脑，不同之处就是小孩的大脑需要开发，老人的大脑需要不断地强化，让它减缓衰退。"

姐姐听明白了其中的道理，连连说"就是就是"。小智把王主任讲的许多内容给姐姐说着，不知不觉中饭已做好了。

饭后，姐姐忙着要收拾餐具，小智拦下姐姐，笑着说："等会儿，大家先来做个游戏，谁做得最好就能得到奖品！"两个小孩高兴得跳了起来，母亲用期待的眼光看着小智，似乎也想参加。小智连忙补充道："在座的每一位都有参赛资格，游戏的名称为手指游戏！"

在小智的号召下，全家人一起快乐地玩起了手指游戏。母亲的动作很慢，急得小军想伸手来帮姥姥扳手指。看着眼前这一幕，久违的和谐氛围又回来了，家里充满了欢声笑语，大家都玩得十分开心。小智对两个孩子说："你们多陪奶奶玩会儿，一会儿还可以把飞行棋、军棋拿出来和奶奶一起玩。"

小智示意姐姐进到房间，讨论以后如何安排母亲的运动治疗，要让母亲在这个家庭感受到亲人的关爱，享受到运动的快乐，摆脱疾病的痛苦困扰，快乐过好每一天。

（江毓　张桂莲）

第四节　阿尔茨海默病与认知干预和心理治疗

小智的母亲住院治疗结束，正在办理出院手续。小智问主治医生刘教授："我母亲在家治疗期间，除了按医嘱用药，有没有其他辅助治疗方法，还有什么要注意的吗？"

刘教授："在家期间，也是比较重要的治疗阶段，如果做得好，对于病情有明显的缓解作用。除按时用药外，目前有几种比较成熟有效的治疗方法。首先，可以进行认知刺激治疗和认知训练。认知刺激治疗是通过刺激患者的认知领域潜能，使其恢复和改善认知水平；认知刺激治疗之后，还可以进行认知训练，指通过特定的认知功能域（如记忆力、注意力或解决问题能力）设计的标准化任务来改善和维持特定人群的认知水平的指导性练习。其次，可以进行心理干预疗法，包括回忆疗法、感恩疗法、玩偶疗法、多感官刺激疗法、正念冥想疗法、教育支持疗法、职业认同疗法、现实导向训练等。当患者有妄想、幻觉、猜疑等情况时，要及时给予宽容、关爱；再次，如果有条件，还可以适当多给予陪伴，让患者恢复正常生活。当然，以上说的是一般情况，如果不具备条件，也可以求助专业机构。"

小智问："认知刺激治疗和训练具体要怎么做呢？"

刘教授说："认知刺激治疗主要在医院进行，也就是以几个人的小组形式开展一些刺激思维、注意力和记忆力的趣味活动。比如，猜谜、下棋或纸牌游戏等。在家里可以使用手机、平板进行模拟。"

"认知训练形式比较多，方法也比较灵活，一般是从简单到复杂的智力与生活训练。例如：询问早、中、晚吃了什么饭，现在的日期及月份等；给患者看几件物品，让其记住，然后让其回忆刚才看过的东西；要求患者从某处走到另一处，记住路程中的代表性物品、物件，然后让患者原路返回；指导及帮助患者完成一些力所能及的家务，陪同患者外出时也尽量让患者自己辨别方向。通过这些形式锻炼他的日常生活能力。多与患者沟通，锻炼其语言功能；日常鼓励患者多读书看报、观看电视节目、听广播，多接受来自外界的感官刺激，促进思维活跃。多培养、鼓励患者参加各种兴趣活动，如种花、绘画、下棋等。陪同患者做一些小游戏，如玩扑克牌、下五子棋、简单拼图、拼七巧板、搭积木、简单的手工制作等活动。在此过程中锻炼患者的执行力及理解能力。还可以使用小程序进行计算机辅助认知功能训练，提高患者的兴趣及爱好。"

小智说："这些我们在家可以做到，您说的心理干预要怎么做呢，有什么需要注意的吗？"

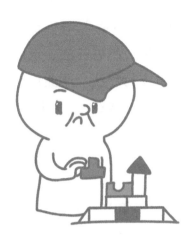

　　刘教授："心理干预听起来好像比较专业，实际上很好理解，当然也非常重要。因为在阿尔茨海默病的治疗中，患者都有较大的心理压力，因而自我接纳及认同是非常重要的。生病期间，患者情绪容易出现较大的波动。这时候家人应该明白，患者的这些行为是受到疾病困扰所致，应该采取一些方式、方法缓解患者的负面情绪，帮助其建立对生命的信心和对未来的希望。具体来说，可以采取以下做法：

　　一方面，言语态度上要诚恳。面对患者的一些异常举动，不能横加指责或阻拦，不要强迫训练，尽量满足合理要求，无法满足则耐心解释，尤其是不可采取损害自尊心或伤害情感的行为与语言。一定要多鼓励，给予信念支持，对于进步要及时给予肯定，使其提高战胜疾病的信心。

　　另一方面，可以采取一些具体方式。比如回忆疗法，可以通过以前的照片、视频、个人物品等，引导其回忆以前的事物，引导患者讲出既往事情，敞开心扉。也可以在回忆疗法中穿插感恩疗法，可以与患者交流时鼓励其说出生活中经历过或者自认为值得感恩的事件，包括感恩的对象和原因，让患者回忆并再次感受到当时的情绪。同时在日常活动中，指导患者使用正确的肢体和语言表达感恩

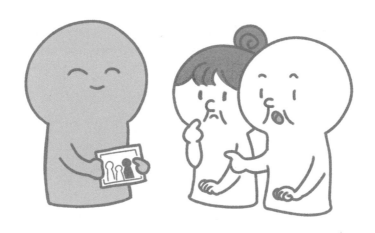

情感，多使用谢谢、您好、对不起等礼貌性词汇，并鼓励患者在日常生活中多协助家人做力所能及的家务活，建立和谐的家庭氛围。"

小智说："这个方法基本清楚了，还有其他要注意的吗？"

刘教授："还有两点需要特别注意的：①要多陪伴患者。对于阿尔茨海默病患者，家属的支持与理解极为重要。②要尽力恢复正常生活。鼓励和引导患者参加力所能及的活动，多出去走一走，观察外面的世界，分散注意力与不良情绪，让他们的思维更加活跃，唤起生活的信心。"

小智问："如果心理上无法接受自己变成一个痴呆患者，想把自己孤立起来，不愿意面对现实，有什么方法吗？"

刘教授："在阿尔茨海默病的治疗中，自我接纳及认同是非常重要的，心理学上称为认可疗法。比如可以采用正念冥想疗法，是一种将正念疗法与冥想相结合的非药物干预方法，引导患者将所有注意力集中在自己身上，配以规律的深呼吸，不主观评判任何自身的想法及感悟，将自身融入所处环境和日常生活中，并平和地接纳，逐渐脱离焦虑、抑郁等不良状态，实现负性情绪自我缓解。冥想训练时要将自身感觉、思想与情感开放，全部注意力集中于呼吸上，深呼吸并放松全身肌肉。引导患者对全身各细节进行觉察，体会每个区域的物理感觉，同时增加伸展动作，达到意识与身体的结合。将正念和周围环境、日常生活融于一体，体验接纳自我和他人。"

小智："前几天，我的小侄女来看我妈妈，拿了一个布娃娃要跟奶奶一起玩，我看我妈妈和侄女玩得挺高兴，两个人一起给娃娃穿衣服，照顾娃娃玩得不亦乐乎，感觉整个人精神状态好很多。"

刘教授："这个现象心理学家很早就发现了，目前演化为玩偶干预疗法，照护者或家属根据患者的喜好为患者准备玩偶，观察患者看到玩偶的反应，让患者给玩偶喂食，穿衣打扮玩偶，和玩偶拥抱、握手等，使患者逐渐恢复感知功能。患者把玩偶当作婴儿以后，会给玩偶取名，和玩偶说话，进而唤醒患者的记忆功能。积极与玩偶沟通、交流，可锻炼患者的思维能力。玩偶疗法中患者与玩偶的拥抱、握手等肢体语言能在很大程度上满足患者的心理依恋需求，进而有效降低由于疾病造成的不安、孤独和脆弱感，降低患者的焦虑程度，提高幸福感。玩偶疗法能够调动患者参与互动的积极性，不断激发他们的探索欲，从而提高患者的活动能力，加强患者和照护者的沟通和交流，有效锻炼患者的语言交流能力，刺激患者大脑的残存记忆，增强其认知功能。"

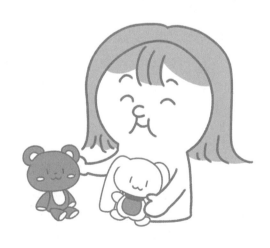

小智："这个方法很有意思，我觉得其能提高痴呆患者的主动性，还有类似的疗法吗？"

刘教授："还可以采用职业角色认同疗法，因为阿尔茨海默病患者早、中期主要是近记忆力减退，很久以前的事情患者记得比较清楚。可以根据患者不同职业设置不同的情景，比如患者是教师，重现上课的情景；患者是农民，模拟丰收场景；若患者为曲艺工作者，每天为患者播放传统戏曲曲目，引导患者回忆既往工作内容，帮助其恢复记忆功能。"

小智："我有时候觉得闻到好闻的香味，心情会好一些，脑子好像反应也快一些，这对痴呆患者是不是也是这样的呢？"

刘教授："你真的是一个很细心、敏感的人，现在有一种新的治疗方法，就是芳香疗法，它主要是通过香气挥发刺激嗅觉，并通过嗅觉神经系统传递到海马区或大脑边缘系统，唤醒患者的情绪体验，达到调节自主神经及内分泌系统的目的。除了芳香疗法，还有多感官刺激疗法，它是一种更加综合的疗法，通过以灯光、真实触感、音乐、香气等媒介给予阿尔茨海默病患者视觉、触觉、嗅觉、听觉及味觉的多重刺激，以提升其脑部功能，明显改善患者的精神行为和心理状态。多感官刺激疗法中主题场景的构建，可以利用一些彩带、灯光模拟场景，还可以通过高科技产品与自然环境共同设置，如营造瀑布流动、动物世界、蔬菜果园等场景的主题空间。通过视觉、触觉、嗅觉、听觉等多重刺激，建立起新的处理问题和解决问题的神经通路，发挥代偿记忆，加强分析处理问题的能力，使其恢复记忆和认知功能，提高患者的日常生活能力及生活质量。"

小智："当我们的居家治疗效果不太明显或者有困难时，可以求助专业的心理治疗师吗？"

刘教授："当然可以，现在有很多针对阿尔茨海默病的专业心理治疗，上述的认知刺激、认知训练、回忆疗法、感恩疗法、多感官刺激疗法，都是既可以在家里进行，又可以在专业的心理治疗机构进行。"

心理治疗过程中，心理治疗师需要注意尊重患者，这是建立良好关系的基础；对语言交流完好的患者多沟通；对失语者采用眼神等非语言交流；对易忘患者可适当反复提醒和诉说。沟通过程中态度要和蔼，语言应通俗易懂。以倾听为主，并运用肢体语言肯定对方的观点，切勿对患者提出的问题敷衍了事。对孤僻患者，先建立信赖关系，再鼓励其参加集体活动，及时了解患者的心理需求并予以适当满足。有计划地一对一沟通，可以鼓励患者抒发心中的郁结，运用安慰、劝解、疏导等方法改善或消除其负面情绪，唤起并调动其乐观的情绪，使患者建立积极向上的情绪，提高主动性，认知功能得到恢复。

总的来说，我们首先应该指导患者及家属正确认知阿尔茨海默病，从心理上接受自己是一个阿尔茨海默病患者，并运用各种方式建立自我接纳及认同，然后进行认知刺激治疗和认知训练，在这个过程中穿插进行心理干预疗法，包括回忆疗法、感恩疗法、玩偶疗法、多感官刺激疗法、职业认同疗法等。当患者有妄想、幻觉、猜疑等情况时，要及时给予宽容、关爱，多给予陪伴，尽量让患者恢复正常生活。当家庭训练有困难时，可以求助专业机构。

（范清雨　张桂莲）

第四章

阿尔茨海默病的中医治疗

第一节　阿尔茨海默病的中医辨证论治

在李教授的悉心治疗下，小智母亲的病情得到了控制，患者情绪低落、不自主哭泣的现象较之前明显减少。

这天，小智在给母亲拿药时无意间看到药物说明书上写着：××片剂【副作用：最常见的有腹泻、肌肉痉挛、乏力、恶心、呕吐和失眠。常见的有普通感冒、厌食、呕吐、皮疹、瘙痒、幻觉、易激惹、攻击行为、昏厥、眩晕、失眠、胃肠功能紊乱、尿失禁、疼痛、意外伤害……】

看到这些副作用之后，小智心中忐忑不安，他在思虑"母亲要长期服用此药物，若是出现说明书上严重的副作用可怎么是好？"

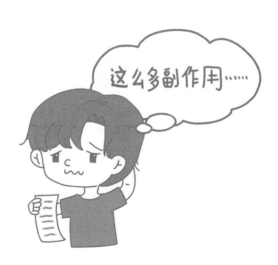

小智把自己心中的担忧和顾虑告诉了李教授，李教授对小智说："你的担心是有缘由的。目前，服用抗痴呆药物所产生的副作用是不容忽视的，也是不可避免的。例如，治疗阿尔茨海默病的药物多奈哌齐，它的作用机制是抑制乙酰胆碱水解。乙酰胆碱相当于'邮差'，在神经系统传递信息。服用多奈哌齐，可以保护'邮差'不被破坏，那么大脑发出的指令将会畅通，人的认知功能也会得到改善。但是'邮差'不仅存在于大脑，也存在于胃肠道。保护'邮差'虽然可以改善认知功能，但'邮差'过度地传递大脑对胃肠道发出的蠕动指令也会引起腹泻。这就是药物副作用不可避免的原因。基于此，我们可以进行中西医结合治疗。中医有一套独立的理论体系，从病因、病机、分型都有独特的见解。从中医论治阿尔茨海默病可以充分把握气血阴阳、虚实寒热的属性，从而进行辨证论治，以控制病情进展、改善患者认知功能。中药成分复杂，加上君臣佐使的配伍，使得中药具有多靶点的优势。多靶点可以比喻为'条条大路通罗马'，这样就可以极大地避免单行道的拥堵，不仅可以减少副作用，而且可以达到稳固疗效的目的。"

小智听后如释重负，决定开始尝试用中医来治疗母亲的疾病。李教授请来中医科方大夫前来会诊。

小智见到方大夫后，详细地向方大夫描述了母亲的病情，方大夫听后，微笑着说："小智，既然你现在要寻求中医治疗，那么我用中医理论来解释一下你母亲是如何发病的，她为什么会出现认知功能障碍，以及该用什么方法、什么药物来治疗，还有她的预后会如何。"

小智听后，表现出强烈的求知欲望，他急切地对方大夫说："请您赐教！"

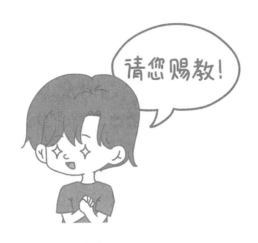

请您赐教！

方大夫说："你母亲是不是有记忆力下降、不认识回家的路，甚至有时候不认识你的表现？"

小智说："有的。"

方大夫说："这些表现提示认知功能下降，中医学称之为痴呆。痴呆的发生是因为髓减脑消，神机失用。病情轻的可以表现为神情淡漠，寡言少语，反应迟钝，善忘；病情重的则终日不语，或闭门独居，或口中喃喃，自言自语，言辞颠倒，行为失常，忽笑忽哭，或不欲食，数日不知饥饿等。"上述诸多行为就是"神机失用"的表现。

小智听了之后若有所思，他心想：我母亲现在记忆力严重下降，每天总是独自发呆，很少与我沟通，这些症状就是方大夫所说的表情淡漠、寡言少语。您说这些都是神机失用所导致的，什么叫"神"呢？想到这里，他将心中的疑虑告诉了方大夫。

方大夫笑了笑，对小智说："'神'就是中医理论中所说的掌管精神、意识、思维活动的物质。它有五种类别，分别由五脏所调控，其中心藏神、肺藏魄、肝藏魂、脾藏意、肾藏志；而'五神'在外表现为肝主怒、心主喜、脾主思、肺主忧、肾主恐。这短短的3句话描述了'五神'之间的联系与区别，也就是说，'神机失用'是不能单纯归为一脏的，而是与五脏密切相关。中医的五脏是指具有各自特有属性的五个系统。不能片面地认为中医的五脏就是西医解剖中的心、肝、脾、肺、肾五个器官。"

小智听得津津有味，心想：原来母亲的病情是由于"髓减脑消，神机失用"了，而且母亲现在健忘、表情淡漠的表现是与五脏相关的，那么五脏是如何导致"髓减脑消，神机失用"的呢？

方大夫回答道："中医理论讲究整体观。整体观就是把人体看作一个整体。中医理论认为，痴呆的发病不单纯局限于脑的结构异常，而是结合了局部'髓减脑消'与整体气血阴阳失调所导致的'神机失用'两方面。首先说'髓减脑消'。中医认为'肾主骨，生髓'，即肾精生髓养脑，维持人的识记能力，当肾精不足，则不能生髓养脑，或者说不能及时地生髓养脑，从而导致'髓减脑消'，出现健忘恍惚的临床表现，最终的不良结局就是痴呆。与'髓减脑消'密切相关的还有一个重要的脏器，那就是脾脏。中医认为，脾为后天之本，产生精、气、血、津液的源头，精、气、血、津液供应充足，则肾精生髓的原材料就有保障。若是脾虚失于运化，精、气、血、津液产生不足，就会导致肾精生髓缺乏原材料，引起'生髓乏源'，那'髓脑'必定会'减消'，髓海渐空，元神失养而发为痴呆。"

小智听后明白了，原来母亲的病是与"脾、肾"密切相关的，这么重要的两个脏器主管了"脑髓"的充养，母亲的病情也许是"脾肾亏虚"引起的。可是痴呆的病机还有"神机失用"，那么"神机失用"是怎么回事呢？想到这儿，他向方大夫诉说了心中的疑虑。

方大夫继续解释道："'髓减脑消'是痴呆的根本原因。若是脾肾并不亏虚，'脑髓充足'而发为痴呆就是'神机失用'。中医认为，'神机'是'神'的运动，是表现在外的精神、意识、思维活动。'神机'正常运转，表现在外的精神、意识、思维活动（如记忆力、认知能力、命名等）都会正常。若是'神机失用'，则会表现为记忆力下降、不认识人等异常的精神、意识、思维活动，'神机失用'病情深重者就会发为痴呆。"

小智接着问："神机怎么会失用呢？"

方大夫回答道："神机失用可以分为虚和实两大方面。因为神的正常运行要依赖精微物质不断滋养。脾脏不仅可以滋养肾精，间接辅助脑髓的生成，还可以化生精、气、血、津液等精微物质作为神机运行的动力。所以神机失用的虚主要指脾虚和肾虚。"

小智边听边思索，他问方大夫："身体强盛、脑髓充足、气血充足的人也会神机失用，这是为什么呢？"

方大夫回复道："这就要说一说神机失用的实证。脑髓充足、气血充足而发生痴呆是因为实邪阻滞了脑络，阻碍了气、血、津液的运行，使得元神失养而神机失用。这一类的神机失用，并不是因为物质和动力的缺乏，而是因为'交通堵塞'。"

小智问："那么实邪是什么呢？又是怎么产生的呢？"

方大夫回复道："这里的实邪主要指痰浊、瘀血、火热。痰浊的产生主要是由于情志变化导致肝郁气滞，肝郁横逆克犯脾土，导致脾失运化，聚湿生痰。痰浊蕴结，蒙蔽清窍，神机失用而致痴呆；气滞不仅会导致痰浊的产生，还会导致瘀血的生成。中医理论认为，气为血之帅，气行血才能行，气滞血液则运行不畅而成瘀。气滞血瘀，脑络瘀阻，脑气不通，脑气与脏气不相连接而成呆，即所谓'呆病成于瘀'。气滞除了可导致痰浊、瘀血，如久还会化火。痰浊郁久亦会化火。化火之后就会上扰神明，而且还会煎灼真阴，进一步炼液成痰，迷蒙清窍，加重痴呆的病情进展。此外，颅脑外伤、产道损伤、外感热毒，会损伤脑络，亦使脑气与脏气不相连接，神明不清而发为痴呆。"

小智皱着眉头似懂非懂，方大夫看出了他的疑虑，问道："小智，你想知道肝郁为什么会横逆克犯脾土吗？"

小智点点头回答道："想知道呢。"

方大夫微微一笑，说："我给你举个例子，当你心情低落的时候，你的食欲会不会下降？"

小智想了想，好像真如方大夫所说，于是他点了点头。

方大夫接着说："这就是肝郁克脾土的典型表现。在中医五行学说，肝属木，脾属土，肝病可引起脾病发生。痴呆患者多有情志的变化，就像你母亲的情绪低落、不自主哭泣，这些都属于'肝气郁滞'的表现。"

小智继续问道："方大夫，那火为什么会上扰神明，还会煎灼真阴、炼液成痰呢？"

方大夫回复道："中医理论认为，有六种致病外邪，分别为风、寒、暑、湿、燥、火（热）。每一种邪气都有自己的特性。其中，火（热）之邪的特性是容易伤津耗气。火（热）之邪的来源可以分为外感与内伤，痴呆火热之邪的来源主要是'内伤气滞郁久化火'，只要火邪产生，就会引起阴液的受损。火邪耗伤阴液日久，就会引起血液黏稠，运行涩滞，最终形成类似痰浊一样的实邪，阻滞络脉，络脉运行不畅，从而引起神机失用而发为呆症。火（热）之邪另外的特性就是易扰心神，因为它属于'阳邪'，体内有火，就容易燔灼趋上，上扰心神。"

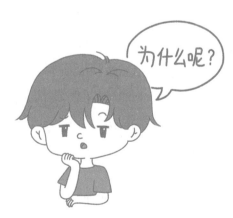

小智恍然大悟，问道："痴呆分为虚与实两方面，那我母亲属于哪一种呢？该怎么辨别呢？"

方大夫微笑着说："小智，刚才我分别给你介绍了痴呆的虚、实两大病机，但是在临床上，很少有'纯虚'或'纯实'的人。临床病症变化多端、症状复杂，随着病情的进展，发病初期主要以虚为主，中期往往以虚实夹杂者多见，到后期就属于正衰邪盛了。因为人的正气与邪气是处于一个相互斗争的局面，正气虚则邪气盛，邪正交争不解、不相上下则为虚实夹杂。"

小智问："痴呆的虚实是怎样转变的，您能详细地讲解一下吗？"

方大夫回答道："痴呆的病机演变有虚实两端，这是两个大的方向。在病变的初期多为虚，表现为髓海不足、脾肾亏虚、气血不足，临床以智能缺损症状为主（如记忆力下降），少见情志异常症状（如暴躁、易怒），病情相对稳定，即平台期特征；中期为虚实夹杂，证候表现为痰浊蒙窍、瘀血阻络、心肝火旺，一般智能缺损症状较重，常伴情志异常症状，病情波动明显，即波动期特征；后期因痰浊、瘀血、火热久蕴而生浊毒，正衰邪盛，证候表现多以正气虚极和热毒内盛为主，病情明显恶化，临床表现为智能丧失殆尽，且兼神惫如寐（迷蒙昏睡/表情淡漠）、形神失控（激越攻击/躁扰不宁）、知动失司（便溺失禁）、虚极风动（躯体蜷缩/肢颤痫痉）症状，即证候进展恶化特征。"

小智听得入迷，心想：痴呆的病情是有一定的发展规律的，如方大夫所讲，我母亲应该还处于痴呆的平台期，是以虚为主的，但是随着病情的进展，母亲应该会发展到虚实夹杂的阶段，病情虚虚实实，这么复杂，临床该如何诊断呢？

方大夫明白小智心中的疑虑，微笑着说："小智，你不用担心，简单来说痴呆属于临床常见病。其病因以情志所伤、年迈体虚为主。病位在脑，与心、肝、脾、肾相关，基本病机为髓减脑消，神机失用。病性则以虚为本，以实为标，临床多见虚实夹杂证。诊断病情时，首先，要确认是否有智能缺损，这个可从病史和临床表现来判断；其次，判断智能缺损是否严重干扰了日常生活，这可通过询问患者和照料者获知；最后，要想准确地诊断痴呆，还要排除引起智能缺损的其他原因，如郁证、癫狂等。"

小智："方大夫，痴呆要如何与其他临床表现相近的疾病鉴别呢？"

方大夫："痴呆在临床上最容易与三种疾病混淆，那就是郁证、癫证与健忘。在我们身边也不乏诸多这样的人，所以我们一定要区别开来。"

先说郁证。郁证主要因情志不舒、气机郁滞而导致，多在精神因素的刺激下间歇性发作。不发作时跟正常人一样，无智能、人格方面的变化，多见于中青年女性，也可见于老年人，尤其中风过后常易并发郁证。而痴呆多见于老年人，以呆为主要特征，且病程迁延，其心神失常症状不能自行缓解，伴有明显的智能、人格方面的变化。

再说癫证。癫证属于精神失常性疾病，以沉默寡言、情感淡漠、语无伦次为特征，成年人多见。而痴呆则属智能活动障碍，是以神情呆滞、反应迟钝为主要临床表现的神志异常疾病，以老年人多见。痴呆的部分症状可经治疗后有不同程度恢复。但须注意的是，重症痴呆患者与癫证在临床症状上有许多相似之处，难以区分。

最后是健忘。健忘是以记忆力减退、善忘为主症的一种病证，而痴呆则以智能低下、善忘等为主要临床表现。二者均有记忆力下降（善忘）表现，但痴呆有不知前事或问事不知等表现，与健忘之"善忘前事"有根本区别。痴呆是根本不记前事，而健忘则是晓其事却易忘，且健忘不伴有智能减退、神情呆钝。健忘可以是痴呆的早期临床表现，日久可转化为痴呆。

中医治疗疾病的基本原则除了"整体观"还有"辨证论治"。不同的疾病表现出相同的症状或体征，我们可以针对这些相同的症状或体征来进行"异病同治"。这也是中医的优势之一。

第二节　阿尔茨海默病的中医治疗

小智："方大夫，中医是如何根据痴呆的虚实来进行治疗的呢？"

方大夫："在临床上，诊断在前，分期紧随，最后辨证。痴呆的分期包括平台期、波动期和下滑期。在治疗方面，中医遵循'急则治其标，缓则治其本'的基本原则。平台期以肾虚为主，补肾为法；波动期以虚为主，重在治痰；下滑期以热毒为主，解毒为急。各期常相互交叉或重叠，治法方药应随机调整。"

小智："还请您详细讲解一下痴呆的分期论治。"

方大夫："当患者病情处于平台期，以虚为主的时候，虚则补之，我们采取补虚的治疗方法。虚主要有两方面，即脾虚和肾虚。平台期单纯属肾虚的患者，我们分型为'痴呆 - 髓海不足证'（典型表现为凡事遗忘，兴趣缺失，起居怠惰，或倦怠嗜卧；行走缓慢，动作笨拙，甚则腰膝酸软，齿枯发焦，脑转耳鸣，目无所见）。治疗用七福饮。

当痴呆患者表现为脾虚加肾虚的时候，我们分型为'痴呆 - 脾肾两虚证'（表现为迷惑善忘，兴趣缺失，反应迟钝，易惊善恐；食少纳呆，或呃逆不食，口涎外溢，四肢不温；小便混浊，夜尿频多，或二便失禁）。治疗用还少丹。

当患者气血亏虚很明显的时候，我们分型为气血不足（典型表现为善忘茫然，找词困难，不识人物，言语颠倒；多梦易惊，少言寡语；倦怠少动，面唇无华，爪甲苍白；纳呆食少，大便薄）。治疗用归脾汤。"

小智："那波动期怎么治疗呢？"

方大夫："波动期实邪属于痰浊的，我们将其分型为'痴呆-痰浊蒙窍证'（典型表现为多忘不慧，表情呆滞，迷路误事，不言不语；忽歌忽笑，洁秽不分，亲疏不辨；口吐痰涎，纳呆呕恶，体肥懒动）。治疗用涤痰汤。

波动期实邪属于瘀血的，我们将其分型为'痴呆-瘀阻脑络'（典型表现为喜忘，神呆不慧或不语，反应迟钝，动作笨拙，或妄思离奇；头痛难愈，面色晦暗；常伴半身不遂，口眼歪斜，偏身麻木，言语不利）。治疗用通窍活血汤。"

波动期实邪属于火（热）的，我们将它分型为'痴呆-心肝火旺'（典型表现为急躁易怒，烦躁不安，妄闻妄见，妄思妄行，或举止异常，噩梦或梦幻游离，或梦寐喊叫，头晕目眩，头痛，耳鸣如潮，口臭，口疮，尿赤，便干）。治疗用天麻钩藤饮。"

小智继续问道："那下滑期如何治疗呢？"

方大夫回答道："下滑期我们将它辨证分型为'痴呆-热毒内盛证'（典型表现为无欲无语，迷蒙昏睡，不识人物；神呆遗尿，或二便失禁，身体蜷缩不动；躁扰不宁，甚则狂越，或妄言；肢体僵硬，或颤动）。治疗用黄连解毒汤。"

小智听了之后，说："按照中医理论治疗母亲的疾病，不知道预后怎样，到底能不能治好母亲的疾病？"

看着小智若有所思的样子，方大夫诚恳地对他说："小智，我明白你的担忧。阿尔茨海默病的病程多较长。实证患者，早期有效治疗、待实邪去，部分患者可获愈。虚证患者，若长期积极治疗，部分症状可有明显改善，但不易根治。虚中夹实者，往往病情缠

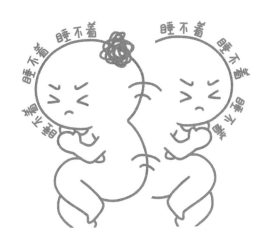

绵，疗效欠佳。合并中风、眩晕等病证的老年患者病情进展较快，预后欠佳。治不及时或治不得法的患者，日久易向重症痴呆发展，完全丧失生活自理能力，预后差。与预后有关的一个重要因素是胃气，所谓胃气泛指以胃肠为主的消化功能，对患者而言，胃气充足有助于补充正气，有助于药物吸收，因此有利于疾病的康复。你母亲的病情尚在平台期，还没有达到终末期虚实夹杂的难治之症，只要遵医嘱，按时服药，注重预防调护，会向好的方向转变的。"

小智："那该如何预防调护呢？"

方大夫："痴呆的治疗的确不是单纯靠汤药来解决的，精神调摄、心理疏导、智能训练、生活方式的干预也是非常重要的。精神调摄、智能训练、饮食起居调节既是预防措施，又是治疗的重要环节。饮食宜清淡，少食肥甘厚味，戒烟酒，多食具有补肾益精作用的食品。

本病患者虽以肾虚为本，但应注意不可盲目进补，饮食以清淡为宜，防止过于油腻而影响脾胃功能。选用补品时不可过于温燥，以防伤阴助热，加重病情。中医的药膳疗法十分丰富，应注意辨证选用。例如：肾虚血瘀者，可选用山楂枸杞饮，泡水代茶；肝肾亏虚者，可选用桂圆枸杞桑椹汤或山萸肉粥；阴虚津亏者，可选用黄精粥或玉竹粥等养阴生津之品；血虚者，可选用龙眼肉粥；气虚者，选用人参粥；脾虚明显者选用长寿粉。还有我们平时所食用的山药、枸杞、桑椹、核桃、莲子、百合、大枣、紫菜等均有改善体质、防治痴呆的作用。对轻症痴呆患者，应进行智能训练，使之逐渐掌握一定的生活及工作技能，多参加社会活动，适当进行体育锻炼。对重症痴呆患者，则应注意生活上的照顾，防止患者自伤或伤人，或长期卧床引发褥疮、感染等并发症。"

小智点点头，说道："我知道了，方大夫，我一定全力配合医护人员，做好对母亲的心理疏导、智能训练，培养健康的生活方式。"

方大夫："小智，加油！一定要让你母亲按时服药，我们衷心地祝愿她早日康复。"

（侯媛媛　张桂莲）

第三节　阿尔茨海默病与经络治疗

小智为了帮母亲找到更合适的方案对她的病情进行干预，有一天他看到"中医非药物疗法"这个关键词，突然就想到找对应领域的医生。经过小智在网上搜索和身边专业人士的推荐，最后找到了在经络治疗方面深耕的余医生，于是小智带着母亲来到了余医生的工作室，进行看诊与咨询。

在余医生简单问完妈妈一些基础问题之后，小智问："余医生，我母亲的病有什么推荐的治疗手段吗？我知道一旦患上老年痴呆是不能治愈的，对于该病目前还没有特效药，但一定有疗效好的缓解病情的治疗方法吧。"

余医生非常理解小智此刻的心情，他对小智说："中医治疗老年痴呆有一套系统全面的方法，主要包括穴位按摩、针灸治疗、耳穴埋豆、中药疗法等，其中较为常用的是针灸和中药治疗。针对不同病因病机的老年痴呆，医生在选穴和用药上也有各自的考量。"

小智问余医生："针灸的疗效确实不错，临床上治疗时一般会选取哪些穴位呢？"

余医生说："老年痴呆的针刺治疗临床上常选用百会、四神聪、足三里、神门、太溪、三阴交、肾俞、内关、大椎、风池等穴位，大部分穴位是解决老年痴呆患者的神志问题。心主神明，肝主疏泄，调畅情志，肾精充足，髓海（现指脑）得养，因此配以补益心、肝、肾的穴位，更有利于神志的恢复。针对不同类型的老年痴呆患者，可选用不同的穴位进行辅助治疗。例如，心肝火旺者可配以少冲、神门、行间、太冲；痰浊蒙窍者可配以足三里、丰隆、中脘。"

"除了传统的针刺疗法，临床研究发现一些特色疗法也能提高治疗的有效率，如头针疗法、电针疗法，它在改善老年痴呆患者的日常生活能力和认知能力方面有较好的临床疗效。具体的操作或者辨证取穴需要医生进行指导，但是日常在家可以通过穴位按摩的形

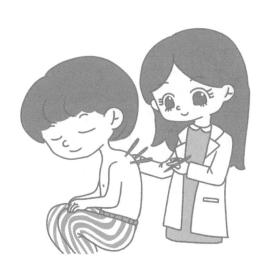

式进行穴位保健。"

小智追问道："余医生，针刺治疗是专业医生才能操作的，但我母亲不可能一直住在医院里，有没有什么治疗方法是我在家中可以操作的？"

余医生回答："在临床上艾灸也可用于治疗阿尔茨海默病。它作为一种简单方便的中医外治法，患者自己在家中也能进行操作，相较于针刺，它对一般人来说实用性更强。艾灸具有温通经脉、激发阳气、补益气血等作用。督脉为全身阳脉的汇聚之地，主管人一身的阳气，大脑的正常运转依赖于阳气的温煦与推动，故艾灸的部位多从督脉取穴，如百会、大椎、风府、风池、命门。除此之外，与肾有关的'肾俞'，与脑有关的'印堂'，也可以选用。"

小智好奇地问："它们的取穴原则是什么呢？"

余医生耐心地回答："百会位于头顶正中，有醒神开窍之功；大椎清热利窍；风府和风池有疏风通络、醒神开窍的功效，对改善脑部供血有帮助；命门位于第二腰椎棘突下凹陷处，是沟通两侧肾俞的桥梁，具有很好的温补肾阳的功效；肾俞为背俞穴，灸之可以温肾阳，治疗肾脏及其相关病变；印堂穴位于两眉头之间，具有醒脑通窍、明目、安定神志的作用。"

小智若有所思地点点头，又继续发问："据我了解，艾灸的方法有很多，操作手法各有不同，居家自我治疗时一般选用哪种方法，又该如何操作呢？"余医生说："居家艾灸通常可选用温和灸与温灸器灸，它们操作简单，只要掌握好施灸的距离和时间即可。温和灸的基本操作是将艾条的一端点燃，对准所要施灸的腧穴，距皮肤 2～3cm 进行熏灼，以局部有温热感而无灼痛为宜。一般每个穴位灸 10～15 分钟，至皮肤稍有红晕、微微潮湿为度。"

说着，余医生让护士芸芸拿来一根艾条，准备让小智简单实操一下，并为他纠错，这样才能加深他对艾灸的认识。小智欣然拿起

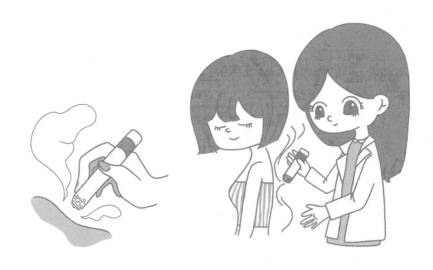

艾条，自信满满，跟着护士一步一步做，直到最后一步，灭火，结束，前后总共花了5分钟。

芸芸对小智说："您总体上做得还是不错的，但有些细节还是需要注意的。在做艾灸之前，一定要记得打开门窗，保持良好的室内通风，否则一些芳香类化合物和烟尘会在空气中弥散，吸入体内极有可能造成咽喉不适、头晕等。刚才艾灸持续时间不长，且诊室的窗户是打开的，所以我们才没有感到什么异常。此外，为了防止皮肤灼伤，您可以将食指和中指置于施灸部位的两侧，以此来感知局部受热程度，以便随时调整施灸距离。最后，灭火一定要彻底。"

小智疑惑地问："如何使艾条完全熄灭呢？我似乎想不出很好的办法。"芸芸回答说："艾灸常用的熄灭方法有两种，一种是浸水法，将燃烧的艾条头用剪刀剪掉，然后置于水中浸泡熄灭；另一种是隔绝空气法，即将整根艾条投入空的铁盒或玻璃瓶中，盖好盖子，让其因缺氧而熄灭。"

小智在一旁听得很认真，他默默地将这些注意事项记录在手机备忘录里，并说："哦！原来是这样啊。除此之外，艾灸时还有什么其他禁忌吗？"

余医生在一旁补充道："在艾灸前最好先询问患者的生理状况，空腹、过饱、过度疲劳时都不宜艾灸。施灸时最好采取卧位，顺序一般是先上后下，先背腰后胸腹，先头身后四肢。施灸结束后要叮嘱患者注意保暖，30分钟内不要用冷水洗手、凉水冲澡。当然，艾灸能够取得效果的前提是辨证取穴，因此，选择穴位时要听取医生的专业建议，并且患者每隔一段时间需要复诊，方便医生根据患者的病情对艾灸的穴位做出调整。"

余医生讲的这些小智都记住了，但他心中仍有一个疑惑未解，于是他问余医生："余医生，如果因为操作不当，施灸处起疱了，该怎么处理？"余医生回答道："艾灸局部起疱的处理不能一概而论，如果是小水疱，只需将局部处理干净，避免摩擦，待其自行吸收即可；如果是大水疱（大于拇指指甲盖）则用消毒针刺破，放出里面的液体，敷以消毒纱布，用胶布固定即可。"

小智一下子知道了这么多有关艾灸的知识，他可以给母亲艾灸了，做点力所能及的事情。突然小智冒出一个想法：可以天天艾灸吗？好像凡事都讲求一个度，不能每天都艾灸吧。芸芸仿佛看穿了小智的心思："小智，回家后给您母亲艾灸，一周2~3次即可，天天艾灸反而会适得其反。"

小智挠了挠圆圆的脑袋，笑着说："知道啦，我不会乱来的，这件事可不容马虎。"小智接着说："除了艾灸，还有其他相对更安全一点的治疗方法吗？最好是用具方便携带，外出也能随时保健，这样就更好了。"

余医生笑着说："还真有，耳穴埋豆就是这样。先在耳朵上找到对应的反应点，然后将耳穴贴中的王不留行籽放在穴位处，贴好以按压有胀痛感为宜。以患者自己能承受的疼痛程度每天按揉3~5次，每次1~2分钟，两三日便可取下。若途中感到任何不适，可随时取下。"小智说："这个方法很棒。如果临时需要外出，不方便艾灸，就可以贴耳穴，而且按压还能有持续刺激作用，很方便。"

余医生说："中医有很多不同的治疗方法，它们各有优势。对于初期的老年痴呆患者，尤其是在其还能生活自理的情况下，推荐先采用中药治疗来调理。治疗一段时间后，观察患者的情况，再决定是否进行针药结合治疗，或者纯针刺治疗。"

第四节 阿尔茨海默病与状态运动

小智在网上搜到一些资料，发现运动可以对阿尔茨海默病起到一定的改善作用，但是网上说的运动方式五花八门，有些运动如果姿势不当会对人体造成危害，那我应该怎么引导母亲进行适当运动呢？带着这些疑问，小智与母亲再次来到了余医生的门诊进行咨询。

小智："余医生好，我想请问一下有没有一些简单易学的运动，可以教会我的母亲，让她在运动的过程中锻炼大脑？"余医生说："运动对阿尔茨海默病可以起到一定的改善作用，但是选择运动有一定的技巧，我推荐一种新型的状态运动给阿姨吧。"小智好奇地问道："状态运动？这是我第一次听说，似乎跟人的状态有关？"

余医生说："状态运动是指以精神意识为主体，呼吸气息和形体动作与之积极配合的整体运动，与传统模式的运动相互区别且补充，也是一种新的尝试。状态运动以轻负荷、慢节律、柔意识、深连接、优健康为主要特点，是一种现代康复运动技术。状态运动最重要的是调节人的心能，以达到身体功能的调动优化。那什么是心能呢？心能是我们团队原创的概念，是对主观意识能动性的客观量化，在医学健康领域，表现为人体心身合一的整体程度，中医则用形神合一来进行表达。心能越强，代表这个人的身心合一状态共协的程度越高，自我修复能力越好。"

小智表示认同："通过这种身心协调的运动可以充分调动大脑

的功能啊。"

余医生说："状态运动包括松灵点指诀、状态小抖、状态小跑、状态小拍、状态小璇、静息守神、状态开合等。今天先教阿姨学习松灵点指诀和状态小拍吧！"接着，余医生给小智和阿姨说了一下松灵诀的口诀："经络通，气血通，健康好轻松，松，松松松，一二三，四五六，七八九十零，零，灵灵灵"。其中，松代表放松、空灵、自由等；灵代表零、聆、龄等；诀代表奥妙、钥匙、方法等。

余医生先按松灵诀的节奏带着阿姨和小智念了一遍，接着余医生把双手打开以拇指带动并点碰其余四个手指各指节，口中默念"经络通，气血通，健康好轻松，松，松松松，一二三，四五六，七八九十零，零，灵灵灵"。阿姨跟着做了一遍，余医生发现她的动作比较慢，于是余医生放慢了节奏，让阿姨跟上，小智此时提出了一个问题，"余医生，为什么简单的点碰手指运动就可以锻炼身体呢？"

余医生说："第一，点指诀融合了手掌的'全息理论'，我们的手掌对应我们的五脏六腑，轻轻点手指也是加强锻炼的一种方式；第二，点指诀与'经络理论'相融合，我们五个手指与手三阳经（手阳明大肠经、手少阳三焦经、手太阳小肠经）、手三阴经（手太阴肺经、手厥阴心包经、手少阴心经）联系紧密；第三，从现代理论来看，手部的神经非常丰富。动动手指能够激发大脑潜能，通过松灵诀还可以给你的母亲带来积极的自我健康的暗示。

"太棒了，的确简单易行，也十分有趣。"小智说。余医生接着补充道："接下来说一下状态小拍，亦称态拍打，是一种简易的健身方法，一般以手指、掌、拳对手部的各个部位进行轻拍。小拍后，全身会感到轻松，有促进四肢血液循环、增强内脏功能、改善代谢等积极作用。"

接着余医生展开手臂，一手呈空掌，另一手伸直。余医生解说道："态拍打也是按照松灵诀的节奏进行，在拍打时要求从头到脚自然松弛，做到体松、肩松、臂松、腕松、指松。呼吸自然，拍打时各部位放松，掌心空虚，灵活自如，而非僵硬的实掌。手法要根据不同部位肌肉的弹性变换，切忌生硬地击打，可以按部位或者经络进行拍打，如重点拍打人体枢纽'十窝'之耳窝、腋窝、肘窝、腹股沟处、腘窝，或拍打足太阳膀胱经等对提升正气效果明显的经络。"

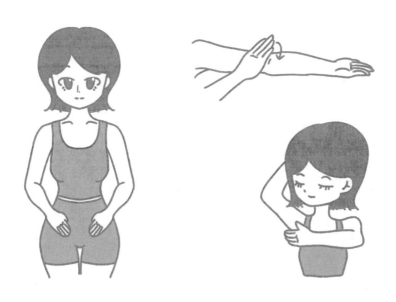

听完余医生的分享，小智还是有些疑问，便问余医生："这些运动每天要做多少次呢？拍打的力度要怎样呢？""经络拍打可以每天按口诀拍打200～300下，力度以舒适为宜，可以空掌进行拍打。"余医生说。

小智非常感谢余医生的分享，觉得这些方法很不错，自己也想进行锻炼。

第五节 阿尔茨海默病与中医药香治疗

最近小智发现自己的母亲在晚上会存在入睡困难、多梦易醒的表现，同时在白天也会因为精神状态不稳定，出现焦虑、烦躁而不能持续进行康复训练等问题。于是他再次挂号就诊，请教余医生，有没有什么办法能够辅助改善母亲这些问题。

小智带着母亲来到了医院，经过问诊之后，余医生大概了解了小智母亲现在的情况，并嘱咐助手让小智带着母亲去睡眠评估诊室、心理评估诊室做相关的量表评估分析。做完相应的量表评估分析后，小智带着母亲回到诊室，助手将评估结果交给余医生，余医生说："这一次我给阿姨开了一些安神定志的中药，你们按照之前的服药频率遵医嘱服药就可以了。另外，阿姨现在的睡眠问题是最近这段时间才出现的，还属于初期阶段，通过合理的办法干预，应该很快可以恢复的。"

小智问余医生："除了中药之外还有其他的方法吗？"余医生说："当然有，大多数女性朋友对香非常喜爱。我们可以通过内服中药调整机体内在环境，借助中医药香来调整外在环境帮助阿姨恢复病情。"

小智的反应非常快，于是问余医生："哇，太棒了！这是我之前没有听过的，竟然还可以用中医药香的方法辅助治疗。是不是一定要用昂贵的檀香才可以安神呢？"余医生说："其实中医药香分为药胆、药引，跟我们开药方是一样的，且听我跟你分析。我国香文化已有三千多年的历史，从汉代起就被纳入中医药范畴，香药可起到防病治未病的作用，是保健养生的良药。"

"从中医的角度来看，香味可通过口、鼻、毛孔进入人体，从而影响脏腑功能，调和气血。而从现代药理的角度来看，闻香时，气味分子可以刺激人体产生免疫球蛋白，提高新陈代谢，调节神经功能，达到治病、防病或振奋精神的目的。睡眠不好的原因众多，但从根本上讲多数是因为正阳元气耗损过多或不足，阴阳不能平衡所致。夜间自然界阴气旺盛，与人体内阴气所感，乘虚而入，导致神不能安，睡眠质量差。一炉好香，阳气充盈，既可扶正祛邪，又能培补元阳之气。同时，中医药香味可以醒脑开窍，入上丹田，涵养元神之府；疏导情绪，疏通中丹田，养心安神，涵养神智。"

小智听了余医生的讲解也认为非常好，于是问余医生："这种药香是不是只有燃烧的方式才行呢？"余医生说："不一定的。但燃烧的方式是最常用的，其他还有浸煮法、佩戴法、设挂法、涂敷法、食用法，以及使用日用香品如香枕、香护膝、香器具等。"

余医生接着说："我在阿姨的处方单上写了一些中医药香方子——安神香、复方艾草扶阳香。复方艾草扶阳香可以装在香囊里，挂在家里，三个月换一次。安神香可以选择在适当的时候点燃使用。如果怕燃烧或危险，可以采取香枕的形式配合使用。另外，也可以购买一些安神类的精油，如薰衣草精油、檀香精油等，睡前涂抹在人中穴及太阳穴等部位。"

要使购买的香品产生理想的功效，应注意以下几点：①选择有特定配方的、针对性较强的香品；②选择大小适宜的用香空间；

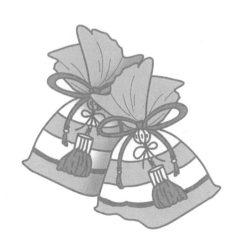

③要达到足够的用香数量和频率，使用香空间的香气保持足够的浓度；④用香空间适当控制空气流通，风速不宜太快，也不宜长时间封闭；⑤选择恰当的用香时间，如身心放松时、安静时、睡眠时等。

最后余医生还给了一个建议，如果条件允许可以帮母亲模拟一些自然环境，同时配合音乐、香和运动综合使用，可以达到更好的效果。

小智和他的母亲都感叹，中医治疗方法非常丰富，可以通过多种形式渗透到生活的方方面面中，帮助人们改善身心状态。

第六节　阿尔茨海默病的心能驿站

为了解决妈妈的问题，小智参加了许多与睡眠认知相关的学术会议、论坛，希望能够了解更为先进的办法来解决妈妈的问题。有一次，他参与了一个线上的阿尔茨海默病的论坛，余教授做了"阿尔茨海默病的心能驿站"为题的讲座，他听得很认真。这位医生给大家介绍了一个名叫心能驿站的空间，这个空间是在全维医学与人体状态学的指导下，综合运用多种智能技术手段，提供集干预、评

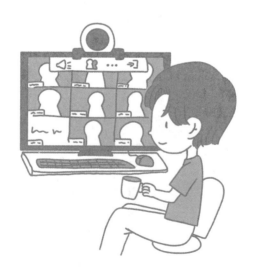

估、康复一体化、全方位的健康智能服务，协同调理人体"三态"（外态、内态、心态），使人体达到低耗散优化的状态，提高身心健康质量。

那什么是低耗散优化呢？对阿尔茨海默病有什么意义呢？

仿生低耗散优化状态在人体可表现为低耗能和高有序化，实现的基础方式为"守神"，即在放松状态下的持续性意识关注，以人体意念为主导，引导功能和结构信息调控和重组。心能驿站的建设围绕"状态引导功能，功能呈现状态"的原则，实现交叉提升走向现代全维医学体系的跨越式发展，具有重要意义。对于阿尔茨海默病患者而言，早防早治特别重要，如果能够打造一个合理的空间，就可以丰富阿尔茨海默病患者的康复活动，促进身心状态的全维优化与提升，在空间训练的阿尔茨海默病来访者都是来康复的朋友，我们称之为"康友"。空间的建设特点如下：

第一，利用空间融合虚拟现实的智能设备，通过对机器的深度学习，建造教会患者们如何进行健身导引的训练、音乐疗法的沉浸式体验、足不出户的旅行等沉浸式场景，将不可能实现的内容得以实现。未来，科技进一步发展，还可以借助脑机接口技术为阿尔茨海默病的康友们打造个性化的场景，加强记忆能力的康复训练。

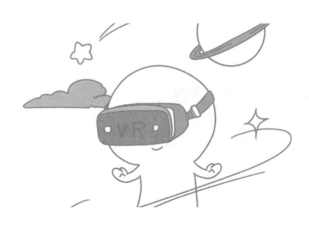

第二，驿站融合了状态导向康复体系内容，将六感（眼——视觉、耳——听觉、鼻——嗅觉、舌——味觉、身——触觉和意——意识）同时调动起来。在视觉方面，可以通过影像设备、虚拟现实技术和事物刺激等进行视觉输入的康复训练；在听觉方面，主要通过音乐疗法、话剧疗法等进行状态信息输入；在嗅觉方面，可以借助醒脑开窍、芳香的药物制成一定的香品进行治疗。除此之外，还可以通过虚拟现实技术虚拟打香篆的场景（松香灰、压香灰、清粉尘、复压香灰、置篆模、填 - 理香粉、品天香、提篆模、引天香），让阿尔茨海默病的康友们切实体验制作香料的过程。

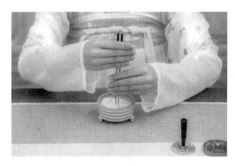

松香灰

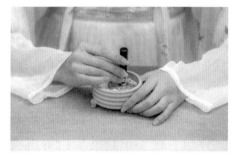

压香灰

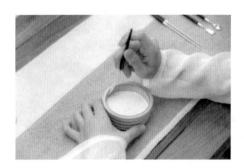

清粉尘

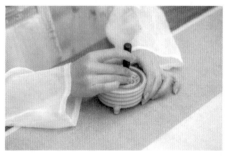

复压香灰

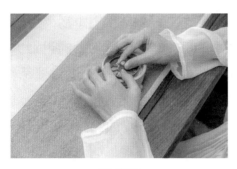

置篆模

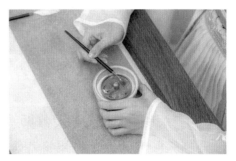

填 – 理香粉

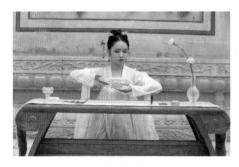

品天香

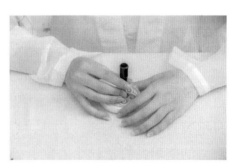

提篆模

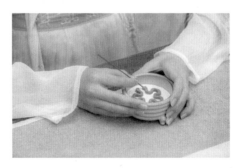

引天香

在味觉方面，驿站可以准备一些便携式的食品，用于活动后的能量补给；在触觉方面，可以通过对温度、不同材质物品的识别进行康复训练；在意识方面，可以通过团体式的音乐疗法进行训练，让康友们积极参与。

第三，驿站打造了大数据系统，可以汇总康友们的基础资料、结合临床医生的评估结果推荐合适的康复训练方案，同时在干预的过程中也可以通过便携式的监测设备记录生理指标的变化情况，及时发现问题。因为许多阿尔茨海默病的康友们可能还伴随着一些基础慢性病，所以应尽可能地考虑整体的身心状态，以便综合优化与协调。

余教授介绍完，小智仍然觉得有疑惑的地方，于是请教了余教授一个问题："为什么叫心能驿站？是有什么含义吗？"余教授回答道："心能，是指身心合一的程度，一个人的心能越高，代表其自身组织自愈能力越强；此外，心能的另外一层含义是指心的能动性和心的能量，打造这个心能驿站也是希望阿尔茨海默病的康友们能在这个驿站稍作休息后，充分绽放心的能量，找到新的方向。"

小智听了讲座觉得这个空间很有趣，既包含专业的康复训练内容，又融合了现代先进的数字健康服务和大数据平台，期待心能驿站能够尽快落地，服务于阿尔茨海默病患者。

（伦婷婷　余瑾）

第四篇
关爱篇

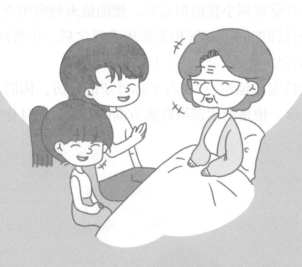

第一章

阿尔茨海默病患者该如何照料

今天病房来了一对母子，母亲看上去很茫然，儿子是一副焦虑、担忧的表情……

原来是一位痴呆患者，在办理入院手续。

办好入院回到病房，儿子小智安顿好母亲后来到护士站找到张护士长，焦虑地询问张护士长像这种痴呆的患者应该如何照料。

张护士长觉察到小智的担心后，便随他来到病房查看他母亲的情况，在经过详细问询了解相关临床表现之后，小智问："张护士长，我妈妈后续的照顾是不是很麻烦呀？"

张护士长安慰他说："我看了你母亲的病历，你们之前看的是李主任的门诊，他是阿尔茨海默病方面的专家，而且你们这次住院

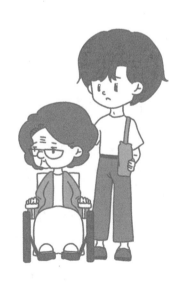

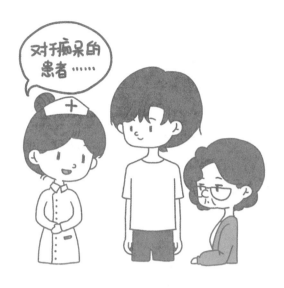

的主管医生是刘教授，他在这方面的治疗经验也是很丰富的，所以你们要积极配合治疗。目前，全球阿尔茨海默病的发病率呈上升趋势，虽然阿尔茨海默病不能完全治好，但是我们在发病初期做好护理，还是能延缓疾病的进展速度，在照顾患者的过程中可能会遇到麻烦，但我们要有耐心，就像他们照顾我们小时候一样。"

小智听了张护士长的话，表示他已经做好了心理准备，后期会轮流照顾母亲，只是在照顾方面欠缺专业的知识，所以请张护士长教一下我们。

张护士长说："对于痴呆的患者，首先要保证他们的安全，像你母亲这种生活还可以自理的患者，由于记忆力减退，仍然存在走失、跌倒、坠床等安全隐患，所以患者不要做难度较大的动作，动作要慢，在家中也应提供安全的环境，常用的物品不要经常更换位置，地面要保持干燥，墙壁及洗手间安装扶手，外出时必须有家属的陪同，不能让患者独自出行，避免意外伤害、迷路或走失，做好'三防'。阿尔茨海默病患者随身应携带防走失卡，卡上标明姓名、住址、家属联系电话，也可以给患者戴上有定位功能的智能手环，

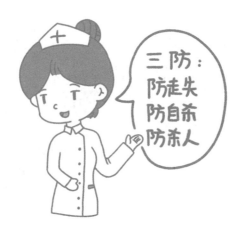

便于及时掌握患者的去向，安全方面主要包括这些内容。"

小智问："您刚才说的智能手环是什么呀？"

张护士长："智能手环也就是我们常说的黄手环，这是针对患有阿尔茨海默病的老人设计的一种手环，上面可以记录地址，戴在手上，可有定位、紧急呼救等功能，这种手环有些社区是派发的，如果没有可以到网上去买。"

小智："好的，安全方面我大概知道了，那饮食上需要注意哪些呢？"

张护士长："现在你妈妈还是可以自行进食的，所以在饮食方面我们主张加强蛋白质、碳水化合物、卵磷脂及维生素的摄入，禁止食用甜食及过于油腻的食物，目前研究表明'地中海饮食'可降低记忆力减退的风险，你可以上网查一查，它是一种以坚果、蔬菜、水果、鱼类、五谷杂粮、豆类和橄榄油为主的饮食。"

小智："张护士长，难道还有不能自行进食的患者吗？"

张护士长："当然有呀，有些类型的阿尔茨海默病会直接影响患者的进食情况，导致不能从嘴进食以及进食较缓慢，如果出现这种情况就要注意了，喂食速度要慢，每次的量要少，让患者充分咀嚼，防止窒息发生。有些严重的阿尔茨海默病患者只能通过鼻胃管

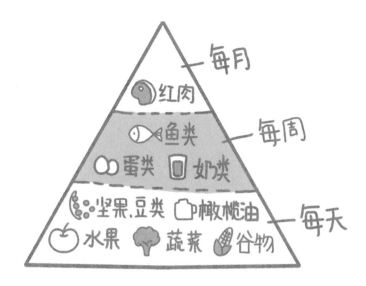

或鼻肠管来进食。对于阿尔茨海默病患者，我们要记录患者的日常饮食习惯，并以此为依据制订合理的膳食计划，保障每日充足的营养摄入，规律饮食。"

小智："好的，饮食这一方面我也没有问题了，但是我妈妈还有一个问题就是会忘记吃药，这个该怎么处理呢？"

张护士长："由于患者存在记忆力障碍，服药期间确实容易漏服、错服，作为照护者，应协助患者服药，做好药品管理，督促按时服药，不要让患者过量服药。有个小技巧，你可以买一个口服药盒，提前将一天的口服药按照量放入相应的药盒中，标注好服药的时间（早、中、晚、睡前），并放在显眼的位置，保证你妈妈能一眼看到。另外，在用药过程中照护者应密切观察是否有药物的副作用，若出现副作用要及时告知医生。"

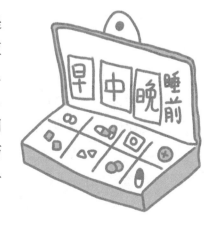

小智："好的，这个方法确实很好，那我妈妈平时可以做哪些活动帮助她进行康复锻炼呢？"

张护士长："在康复锻炼方面，一般包括四部分。首先是记忆训练，可以帮助患者记忆居住环境、近期活动及近期发生的重大事件等；其次是思维训练，可以训练患者分析、计算及推理的能力，如指导患者进行家庭开支情况的计算；再次是生活技能训练，根据患者的实际情况，选择日常生活中的常见内容，实施穿衣、沐浴、进食等生活能力的训练；最后是视觉空间障碍训练，如家属可以借用简单拼图的方式给予患者一定的帮助。"

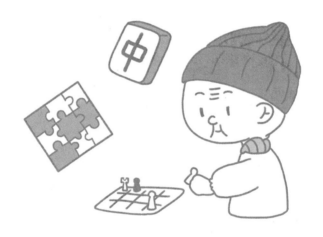

小智："我懂了，谢谢张护士长，那平时还有其他的注意事项吗？"

张护士长："还要注意休息，保证充足的睡眠，入睡前可用温水泡脚，不要给老人饮浓茶、咖啡，衣着适中，不要过紧或过松，夜间不要让患者单独居住，以免发生意外。良好及规律的睡眠可以让大脑得到充分的休息，延缓痴呆。还有很重要的一点就是要主动与你妈妈沟通，了解她内心的真实想法，观察她是否有抑郁等情绪。有些痴呆患者为了不给家人增加负担，很容易发生自伤、自杀事件，而有的患者则会受抑郁、幻觉或妄想的支配，下意识地出现自伤、自杀行为，作为家人要对患者进行全面照顾，严密观察，及时排除患者可能自伤、自杀的危险因素，保管好利器、药物等，如果出现这种情况一定要采取有效的语言引导她主动倾诉其内心的情感与想法，或者求助相关专业医生，帮助她树立积极乐观的生活态度，让她感受到家庭的温暖与关怀。"

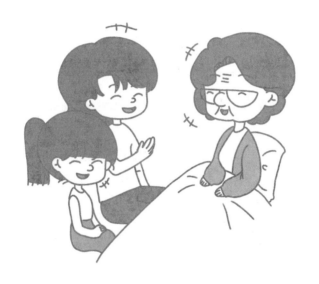

这时，一位大吵大闹的患者跌跌撞撞地走到了张护士长与小智面前，被张护士长和小智扶住了，这时他的家属赶过来了，向张护士长和小智道谢之后扶着患者回病房了。

张护士长："这也是一位认知障碍的患者，在我刚认识这位患者的时候他只是有些记忆力减退，生活还是能自理的，但是随着病情的发展，他已经出现了认知障碍，不认识身边的人，经常莫名其妙地发脾气，谁的话也不愿意听，刚刚还差点摔倒了。"

小智："我记得我外公在他80多岁的时候好像也是这样子的，他不认识我舅舅、阿姨，经常赶他们走，只认识我外婆一个人，当时我外婆也 70 多岁了，所以我外婆照顾我外公的时候特别累，如果我妈妈也发展成这样了我该注意什么呢？"

张护士长："首先，要特别注意她的安全，防跌倒，她要是摔倒了特别容易引起骨折，骨折后一系列的并发症就可能会随之而来，加上痴呆患者缺乏正确的判断力，就更加重了整个家庭的负担，上面我也跟你说了一些预防跌倒的措施，你还记得吗？"

小智："我记得，如果我妈妈实在是无理取闹，我能跟她争辩吗？"

张护士长："你要换位思考，她不是在故意找你的茬，她是因为疾病的原因才会胡思乱想、情绪激动，这时你要耐心地陪在她的身边，观察她情绪变化的原因，尽量避免出现让她情绪失控的状况。"

小智："是所有痴呆的人都会表现得很暴躁吗？"

张护士长："当然不是的，上面这种类型我们称之为'纠结型'，也有一些患者是'游离型'，主要表现为一整天发呆、心不在焉、无所事事，好像整个世界都与他们无关，脱离了现实。"

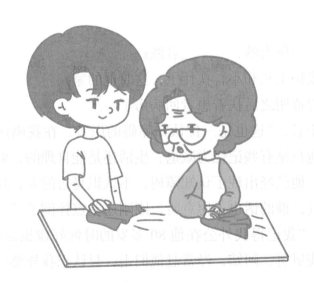

小智："针对这种情况，作为家属我们该怎么照顾他们呢？"

张护士长："针对这种患者，我们应尽量多陪他们说话，把他们拉回现实，帮助他们塑造各种各样的角色，让他们在生活中扮演好这个角色，他们才能与现实联系起来。"

小智："护士长，我外公到最后是完全躺在床上不能动了，只能靠一根管子喂吃的。有一次给他喂完吃的直接让他躺下，导致呛咳不止，最后送去医院才抢救回来。"

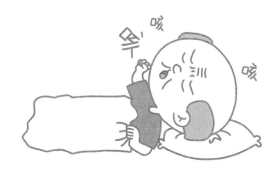

张护士长："是的，有一些患者到疾病后期生活就完全不能自理了，这就对照护者提出了更高的要求。首先，长期卧床的患者最怕发生褥疮，如果长了褥疮很难愈合。"

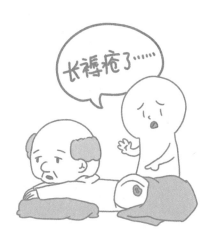

小智："是的，我外公当时就长了褥疮，快两个月才愈合。"

张护士长："对长期卧床的患者，要保持皮肤的干净和干燥，经常帮助老人翻身，每两小时要翻身一次，照护者要适当地帮助老人做有效的、准确的体位转换，如从躺着到坐起来、站起来，不要让老人跌倒或者受伤，还要帮助老人做关节的伸展弯曲运动，保持关节、肌肉的功能，不要让肌肉萎缩、关节僵硬。"

小智："要是当时我们知道怎么去做好皮肤护理我外公就不会长褥疮了。"

张护士长："其实不仅要防褥疮，卧床的患者还要注意防误吸，尤其是像你外公这种留置了胃管的患者，又是在家里自己照顾，还是有很大的误吸风险的。胃管就是从鼻腔插到胃里面的一根管子，可以用来帮助不能吞咽的患者输送水分和食物到达胃内，在留置胃管后需要注意以下几点：

第一，妥善固定胃管，防止打折，避免脱出，应注意鼻胃管的刻度，若有脱出，应通知医务人员处理，保证胃管的通畅。从胃管打餐时注意食物必须细腻，避免食物过粗，堵塞胃管。

第二，鼻饲液温度要适宜，以35℃左右为宜，过热易烫伤胃壁黏膜，过凉易引起消化不良、腹泻，鼻饲量应根据患者的消化吸收情况和大便的排出情况合理分配，鼻饲量太多可导致腹胀，太少则导致营养不良，所以要观察大便的情况。

第三，鼻饲过程中患者若出现呛咳、气促等情况应停止喂食，鼻饲后用温开水冲净鼻饲管，保持半卧位至少30分钟。

第四，注意卫生，预防感染，每日应以棉签清洁口腔，对生活不能自理的患者或昏迷的患者给予口腔护理。

第五，对意识不清或躁动不合作的患者，必要时可将患者双手做适当的约束保护，以免鼻胃管被拉出。"

小智："好的，我都记下来了，谢谢张护士长！"

　　小智想起小时候妈妈也是从吃喝拉撒把自己照顾大的，现在要换成自己照顾妈妈了，这条路虽然很漫长，小智坚信自己一定能走下去，更何况他的身后还有家人的支持。

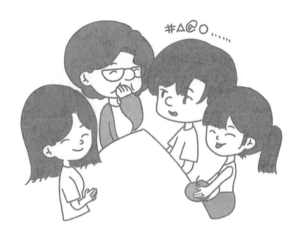

（谭利凯　张至英　李中）

第二章

阿尔茨海默病的康复

小智和姐姐按照医生的建议，轮流在家里悉心地照料母亲。他们还看了很多与疾病相关的文章和视频，如果遇到比较好的治疗方法和诊疗建议，会照搬给母亲尝试。可是三个多月过去了，他们发现母亲的情况并没有明显改善，反而看起来不如之前。

于是，他们决定带母亲到医院复诊，看看是否还有其他治疗方法，或者新技术、新疗法来帮助母亲恢复。

小智通过网络提前预约了专家门诊。那天小智和姐姐用轮椅推着母亲来复诊，李教授一眼就认出了他们。

李教授说："你们有一段时间没有来复查了？来，让我看看怎么样？"说着，李教授就和老人家打招呼，并询问一些关于时间、地点等非常简单的问题。

可是，不管李教授怎么问，小智母亲都不回答问题，也不和李教授对话，似乎这些和她没什么关系。

小智姐姐急忙补充道："刚回去一段时间，她还会和我们说话，会主动去活动。最近变得活动也少了，也不愿意说话了。针对这种情况，是否有更好的方法或者新技术来治疗呢？"

李教授一边听着，一边给小智母亲开具了相关的检查项目，并嘱咐小智和姐姐尽快带母亲去进行针对性的康复评估和治疗。

小智和姐姐非常诧异，说："康复？其实我们每天在家也尝试很多康复的方法，但是感觉没有明显帮助。"

李教授补充道："随着疾病的进展，患者的各方面功能会有不同程度的受损，进行规范的康复评定是非常必要的。针对性康复是根据患者的认知功能、运动功能、精神行为、个体差异等具体情况给予精准、规范的康复治疗。而且康复治疗必须遵循早期开始、个体化、循序渐进等原则，如此才能改善患者的认知功能、运动功能等，并延缓疾病的进展，提高患者的日常生活活动能力，减轻患者家属的护理压力等。"

李教授看到他们不解的表情，又补充道："康复是一门学科，我建议患者应该定期进行规范的康复评估和指导，以方便你们在家指导患者进行康复治疗。"

小智和姐姐仔细听完后，发现母亲目前的问题，确实让他们束手无策，于是他们接受了李教授的建议，并在李教授的指引下，来到了康复医学科。

康复医学科高医生了解小智母亲的情况后说："接下来我们需要通过一个全面的康复评估，了解患者的认知功能、心理状态、日常生活活动能力、运动功能等，然后再根据评估结果给予针对性的康复治疗。"

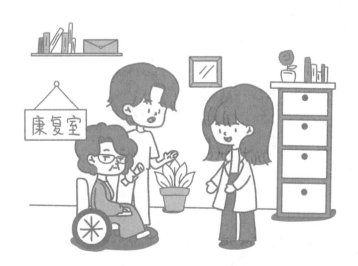

小智和姐姐对视后，表示同意。

高医生给他们开具了康复评估导诊单，然后亲自把他们带到言语认知康复室、运动康复室、作业康复室和心理康复室进行相关方面的康复评定，并很快拿到了评估报告。

高医生反复看了结果，给他们说："你母亲目前的情况不适合居家康复。我们会制订针对性的康复治疗方案，希望能够通过一段时间规范的、全面的、有针对性的康复治疗，来提高和改善她的运动功能、认知功能和日常活动水平等。"

小智和姐姐商量后，计划每天带母亲到门诊进行相应的康复治疗。

第一节　阿尔茨海默病的认知康复

今天是小智母亲康复训练的第一天，小智和姐姐带着母亲来到康复医学科。他们首先要完成的是认知功能的康复训练，康复治疗师小李接待了他们。

治疗师小李仔细地翻看着患者的门诊病历和康复评估结果。评估结果显示：小智母亲的认知功能状态较之前有明显下降，主要表现为记忆力和执行力的减退，而记忆力主要表现为短时记忆减退。

听到治疗师小李说这些的时候，小智连忙点头，"是的，是的，主要是刚刚说过的事情记不得了，有什么样的办法治疗吗？"

治疗师小李耐心地说："针对患者认知障碍的训练，主要有以下方面：第一，针对大脑功能局部的功能性刺激治疗，包括重复经颅磁刺激治疗、经颅直流电刺激治疗、深部脑刺激治疗。这些都是针对脑组织局部功能的物理因子治疗方法，并有较好的疗效，临床上前两种治疗较为常用。第二，认知功能障碍康复训练。根据患者的评估结果，针对性地设计训练方法和治疗方案。通过一对一辅导或者小组团队的形式给予针对性训练。这些训练应该长期坚持，融入患者的日常生活活动中，才能达到较好的训练效果。"

　　说着治疗师小李将小智的母亲带到一个治疗桌前，桌上有一个非常大的屏幕和音响麦克风系统等。这是一套计算机辅助记忆训练系统。它能够借助视频、图片、文字、语音等素材，依据患者的评估结果自动设计出每一个患者的训练方案、训练内容和训练频次，并且自动调节训练的强度，从轻度到中度，再到重度，自行匹配每一次的训练难度，同时也会根据患者的反应自行调节训练强度。

　　小智母亲看着屏幕上的视频和图片，听着语音，在治疗师的引导下，训练越来越顺畅。小智的姐姐在一旁静静地看着，也露出了笑容，说："妈妈像一个小孩子。老了老了，还会玩游戏了。"

　　"是的，这样的训练就必须让她处于轻松的状态下进行。"小李治疗师补充道。

　　四十分钟的训练很快就完成了。

　　接下来他们要去完成另外一项治疗了。

　　小智的母亲被带到经颅直流电刺激治疗室。这里有一个舒适的沙发，沙发前方的墙上有一较大的电视屏幕。上面循环播放着治疗注意事项和相关疾病科普知识。

"您可以在此休息一下，或者看会电视。我要给您做一个理疗，治疗时没什么不舒服，不用紧张。理疗结束后我们再做个游戏。"小李治疗师一边准备治疗设备，一边给小智的母亲说道。

小智的姐姐问："这一治疗会引起疼痛吗?"

"不会的。经颅直流电刺激治疗安全性非常好，而且容易操作，患者治疗时没有任何的不适和痛苦。"小李治疗师一边回答，一边把两个电极片固定在小智母亲的头上，其中一个电极片在头部左侧前额部，并开启电刺激治疗模式，治疗时间是 30 分钟。

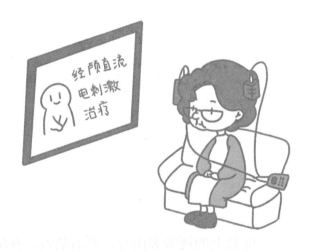

治疗师继续说："有研究表明，进行直流电刺激治疗 5 天以上，能够很好地改善患者的视觉再认记忆功能。您现在可以跟她聊天或做一些简单的活动，是不影响治疗的。"

小智的姐姐给母亲选了一个戏曲节目。她告诉小李治疗师："每次母亲听戏的时候，都会跟着唱起来，这是我们看得最多的节目。"

"是的，我们可以利用她的这些兴趣和爱好来训练。你明天来医院的时候，可以把你们之前拍摄的家庭生活视频或者图片带来，在训练中可能会用到。"小智的姐姐虽然不知道要干啥，但也没有多问，便答应了小李治疗师的要求。

　　其实认知功能障碍的训练应该是有个体性的，每一个患者的生活背景、文化背景、兴趣爱好、家庭环境是不一致的，我们需要选择个体化的训练方案，训练的内容应该跟患者的评估结果有密切联系。训练的人物关系，最好是患者的家庭成员关系。小李治疗师在考虑采用怀旧训练的方法，可能更有助于改善老人的认知和记忆功能。因为这一类患者的表现大部分为近期记忆的严重受损，而远期记忆在疾病的大部分时间内能够保存下来。所以通过回忆和整合，通过怀旧训练，能够将远期记忆作为桥梁，和患者进行深入沟通，回忆生活片段，帮助患者了解自我以及认同自我，强化记忆。

　　小李治疗师补充说："你们回去也可以给阿姨拿来一些其他不相关的物品，让她熟悉并确认她知道是什么后，收起来，过 5～10 分钟，可以让她回忆，看看是否可以记起来，如果不能清楚地记得，也可以尝试引导提醒后，再次让她回答，反复进行，可以训练她的短时记忆能力。这个也是比较简单的，在家里你们也容易操作。"

　　小智和姐姐听得非常认真，都忘记回应一声了。

　　刚才给患者听的那一段戏曲，能够很好地增强患者的主动训练性。给患者听她喜欢的音乐、戏曲等，能够很好地改善患者的记忆

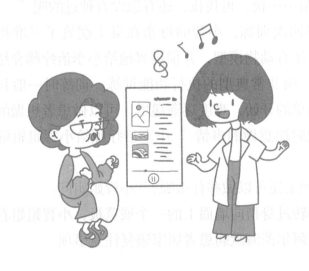

功能。如果能够主动参与到音乐活动中，也能够对患者的记忆和认知功能起到促进作用。音乐治疗时可以是单人，也可以是小组的形式。小组的形式更有利于互动，促进患者的社会适应。但这种治疗对治疗师有较高的要求，需要深入了解患者的情况。

大约过了半个小时，电刺激治疗结束。小李治疗师将她带到作业治疗室。

"阿姨您好，在这里您的主要任务是提起一个小筐子，去那边柜子找一些蔬菜、水果，然后放到桌子这边来，和桌上的蔬菜、水果清单表核对一下，在没有找到的蔬菜、水果后面打'×'号。"小李治疗师给小智的母亲布置起了任务。

小智的姐姐不解地问："我可以陪她一起吗？"

"当然可以，不过你不能告诉她、干扰她和帮助她，只可以鼓励她努力完成这个任务。"

小智的母亲随即拿起旁边的小筐，向着柜子走了过去，很快就提了一筐蔬菜回来，并仔细地和桌上的清单核对。她一边核对一边给小智的姐姐说："这些都是假的，以前咱们院子里种了很多很多的菜，根本吃不完。"

"哈哈哈……快，再找找，还有您没有种过的呢。"

经过三四次训练，小智的母亲在桌上摆放了三堆物品，有蔬菜、水果，还有动物模型，并很高兴地给小李治疗师介绍起来。

"这是一项非常典型的执行功能训练。训练时一般我们需要从基本的、简单的开始，难度逐渐递增。可以做患者想做的、喜欢做的，或者此时愿意做的事情。"小李治疗师给小智姐姐解释着训练的重要性。

"我们回家还可以做些什么呢？"小智姐姐问。

治疗师转过身指向墙面上的一个展览板，小智姐姐看到，上面清晰地写着阿尔茨海默病患者居家康复注意事项。

今天的认知训练就到此为止吧。你们可以去隔壁的运动训练室进行运动训练了。小李治疗师边说边指向另一个方向。

第二节　阿尔茨海默病的运动康复

小智的姐姐在治疗师的引导下，来到了运动训练室。运动治疗师小张仔细看了母亲的康复评估结果，又看了看坐在轮椅上的母亲。

"阿姨在家每天都会做哪些活动或者运动呢？你们还给她做过哪些活动或训练，有效果吗？"小张问道。

小智姐姐快速回答："我们怎么说她都不愿意动，感觉似乎没有什么力气可以活动，而且这个问题越来越严重。"

小张熟练地拉起阿姨的双手，辅助她来到治疗床边。她独自坐在那里，并没什么不舒服的表现。

"大部分这样的患者，都会逐渐出现运动减少或者活动受限，甚至还会出现废用综合征、肌肉萎缩等情况。后期很多患者都会出现活动不能、翻身困难、关节僵硬，甚至呼吸功能和心脏功能下降的现象。"小张给小智的姐姐说。小智姐姐听后连连点头。

"他们需要进行的是有氧运动训练和与日常生活相关的活动、训练。"小张一边说，一边轻松地引导小智的母亲平躺在治疗床上。他缓慢轻柔地牵拉着小智母亲身上的关节，向各个方向活动。小智的姐姐能够看到母亲的上肢在向上举的过程中有明显的僵硬，下肢在伸膝的过程中也有明显的僵硬。这些其实与患者长时间静止不动有关。

小张叮嘱小智的姐姐，仔细学习他的动作。在回家后能够再次对患者的关节进行各方向的活动，动作一定要缓慢，每个关节动作进行 3~5 次，每次在最后的活动范围可停留 1~2 秒。特别注意不要长时间保持一个姿势静止不动。

在小张的引导下，小智的母亲在床上反复地向左右翻身，并能够通过上肢支撑从床上坐起来。小智姐姐问道："为什么她在家怎么都不想动呢？"

"患者的活动必须要有一定的内容，不能只是让她动，要引导她做一些活动。"小张继续说，"床上翻身的活动对于患者来说并没有多大困难，却能够让患者的上肢、下肢以及躯干主动配合，是一种比较好的训练方法。如果在家的话，床更大更宽，也方便患者反复活动。"

过了一会儿，治疗师小张喊来他的助手，并带来一个不大不小的瑜伽球（直径大约50cm），小智的母亲端坐在床边，治疗师小张在旁边用双手辅助在其身体的前后。站在大约距离患者3m的地方，在小张治疗师的允许下，助手和小智的母亲相互进行抛球和接球的活动。刚开始，小张治疗师只允许小智的母亲抛给他的助手，并告诉小智的母亲，"阿姨，如果您不能抛给他，可以扔到地面反弹给他。"小智的母亲对这个动作越来越熟练。小张治疗师又告诉她："这一次，该您来接球了，我会把球抛给您。"小智的母亲明显气力不足，只是点了点头。小张暂停了这个训练。

训练过程中要仔细观察患者的呼吸，必要情况下可以监测患者的心肺功能，如使用便携的指尖式血氧仪。如果运动中发现患者明显费力或气喘，可暂停或缓慢进行。小张耐心地给小智的姐姐讲解着运动注意事项。

大约过了10分钟，他们又开始了抛接球的活动，这一次小张要求他的助手抛球给小智的母亲，并要求小智的母亲可在站立位下接住球。通过反复尝试后，小智的母亲成功地接住了抛来的球，并成功地抛了出去。

"站立位抛球活动前，必须让她能够完全独立控制自己，活动

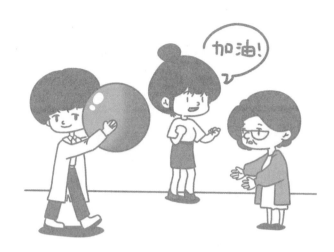

的幅度、强度、频度可由小到大。抛球这个训练看似简单，但是其可同时对她站位的平衡控制、上肢的力量起到很好的训练。也方便你们在家里以游戏的方式完成，从而达到训练的目的。"小张边指导康复边解释说。

小智的姐姐看着母亲活动的样子，不由得给治疗师小张竖起了大拇指。

第一节活动结束后，小张让小智姐姐和患者休息 15 分钟，并建议小智的姐姐给她母亲补充足够的水。

第二节训练主要为有氧训练。治疗师小张将小智的母亲带到上下肢智能反馈训练系统的跟前，并设置好时间和速度，给予一定的阻力。小智的母亲跟随设备开始了踏车的活动，并未显示出任何不适。在完成下肢踏车后，小张又给她开启了上肢的活动模式。小智的母亲一边踏车，一边看着设备屏幕上面，因为她看到她自己踏车后，屏幕上的小兔子就会跑得非常快，她慢的话小兔子就跑得慢慢的。我们从她面部开心的笑容可以看出：她似乎看懂了自己努力踏车后小兔子会加快速度的情况，并乐于完成这个活动。

治疗师小张给小智的姐姐解释道："踏车是一项非常好的有氧

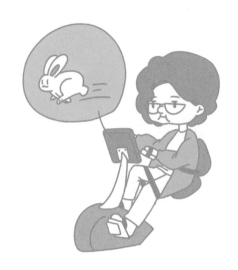

训练。有氧训练对患者的大关节、大肌群训练非常关键，但是需要采取强度小一些、持续时间长一点、每天规律运动这样的方式，才有助于减缓患者脑部的病理性改变，延缓患者认知功能下降的速度，改善患者的症状。如果在家庭环境中无法完成有效的踏车活动，可以通过球类活动、快走活动、体操活动等不同的方式来达到有氧运动的活动需求。其实在疾病早期的时候，我们可以通过骑自行车、跑步、游泳、慢跑、跳舞、打乒乓球等方式进行必要的有氧训练，太极拳、八段锦等也是很好的选择。如果到疾病的中后期以后，我们依然需要通过关节的活动，如翻身、转移等床上活动来维持和改善患者的运动功能，特别需要通过有氧训练来提高患者的呼吸功能，这对患者的恢复至关重要。"

小智的姐姐听了后说："别说是让她运动了，她是越来越不想动，现在连洗衣服之类的家务劳动都很少进行，有时候洗漱都需要我们监督和辅助。"

"其实我们应该更好地给予她监督和帮助，而不是直接替她完成。所有康复训练的目的，都应该回归到患者自己完成日常生活活动上面去。所以在家的时候我们应该鼓励她，或者引导她自己完成每天应该完成的日常生活活动，包括梳头、刷牙、洗澡、剪指甲、整理床铺、穿脱衣物、吃饭、上厕所等。你们可多次提醒，但尽可能不要去替代。可以反复教她，反复让她做，但不能替她做。而且训练的过程中要有耐心，有爱心，绝不能呵斥或者嘲笑。必要的情况下可选择耐用、耐摔、防烫、稳定的器具让她来使用。"

随着有氧训练的完成，治疗师小张将小智的母亲带到旁边的一个训练桌前，训练桌上摆满了不同大小、颜色的纸，以及剪刀、胶水、卡片、图册等物品。

小张告诉小智的母亲："阿姨，我知道您年轻的时候剪纸水平非常厉害。能不能给我们随意剪一些，我们很期待哦!"小智的姐姐随即也鼓励妈妈剪纸。但是小智母亲依然没有兴趣，只是摇了摇头。

说着，小张从图册上面撕下来一张纸，上面是一堆几何卡片。他细心地给阿姨解释着这个任务的步骤和过程，要求她能够从这张卡纸上把不同形状的卡片剪下来。然后拼搭起来，成为一个房屋的图形。说着，他递给阿姨一把剪刀，要求小智的姐姐和阿姨一起完成。小智的母亲看着看着，也慢慢动手参与，她一动手就能够很清晰地看到她的动作是非常娴熟的，很快她们就把所有的形状卡纸全部剪好。最终她和女儿用胶水完成了这件手工作品的制作，看着自己动手制作的作品，阿姨露出了笑容。

治疗师小张再次给小智的姐姐叮嘱道："日常生活的这些训练，对于患者来说是非常好的训练方式，包括她以前特别愿意做的，以及做得特别好的一些事情或者技能，都可以作为目前活动训练的主要方式。也可以寻找她平时的朋友共同参与这些活动。我们需要不断地提醒、督促、辅助他们能够完成这些活动，但是绝对不能替代她，这些正向的鼓励、怀旧的事件和反复的训练都有助于缓解大脑功能的衰退，促进大脑网络的重塑。"

小智姐姐看看母亲，再看看治疗师小张，不解地问道："我们需要训练多久才能看到我母亲有所改变呢？"

小张治疗师说："运动训练，特别是有氧运动训练，对患者的心肺功能和肢体的活动都会有较好的作用。目前研究表明，3～6个月以上的有氧运动训练，对于延缓和治疗认知功能障碍有着明显的效果。我想目前我们至少需要坚持3～6个月的康复训练。但这些不一定都需要在我们医院训练，你可以随时和我们保持联系，若是有问题无法解决，也可以定期到我们康复医学科门诊进行康复治疗指导。确保能够掌握具体居家训练的方法和注意事项，以方便在家长期坚持和监督训练。当然你也可以参加我们定期举办的线上咨询和康复公益指导。"

小智的姐姐看到小张治疗师给母亲的治疗，母亲的配合程度完全和自己在家里给母亲治疗时是两个样子。她更加坚信了康复治疗的必要性，非常开心地推着母亲回家了。在她要离开治疗室时，阿姨举起手，点头向小张治疗师示意表示感谢，大家都开心地露出了笑容。

通过一段时间的康复治疗，小智母亲的机体功能较之前有了显著改善。在家里的时候也能够配合小智和姐姐完成部分训练活动，和她的孙子孙女们也有一些日常的互动。

第三节　阿尔茨海默病的心理康复

小智和姐姐对于妈妈的恢复情况，还是比较满意的。然而，有一天正好轮到小智在家里陪伴母亲。由于他工作的事情还没有忙完，他计划在家里加会儿班。他无意中发现：在他忙工作而没有和母亲说话的那一段时间，母亲一个人呆呆地坐在那里，没有任何表情反应和活动交流，似乎还有一些无助和情绪低落的表现。他把这一情况立刻和姐姐在电话里沟通了一下。

姐姐下班回来后，他们仔细想了想，康复科的医生好像讲过，阿尔茨海默病患者可能常常会出现精神或情绪上的一些问题，需要进行必要的心理康复治疗和心理咨询。

第二天，他们带母亲到康复医学科，找到了康复心理治疗师，了解和咨询母亲的情况，看是否需要治疗。

接待他们的是心理治疗师小王，他在了解完小智母亲的具体情况后，首先使用汉密尔顿抑郁量表（HAMD）和汉密尔顿焦虑量表（HAMA）给小智母亲做了综合心理评估，大约用了40分钟。结果发现：患者情绪低落、表情淡漠，平日感兴趣的活动却兴趣不高，精力不足，自信心不足，感觉前途没希望，担心连累家人，并有睡眠不足的表现，不太注重自己的着装等情况。

治疗师小王将两个评估量表交给了小智和他姐姐，让他俩根据自己这两周的情况，分别单独完成量表评估。其实这是焦虑和抑郁的自评量表。结果可见，小智和他的姐姐也都有明显的焦虑症状。

阿尔茨海默病患者因为病程较长，居家护理和康复训练的时间较长，患者常常容易出现情绪低落，对事物不感兴趣，甚至食欲下降等状态。患者家属常常因为照料负担和生活、工作压力等问题，而出现明显的焦虑症状。心理咨询和心理治疗是非常必要的，也是保证患者功能恢复和康复行之有效的基础。心理疏导和干预，常常需要患者和家属的同步性干预治疗，方可事半功倍。

小王大概介绍了阿尔茨海默病患者的心理康复治疗过程。

1．心理康复的第一步：建立安全感

阿尔茨海默病患者常常感到迷茫和恐惧。因此，建立安全感是心理康复的第一步。他决定通过以下几种方法帮助李奶奶：

熟悉环境：尽量保持家中布置不变，让李奶奶能熟悉和记住周围的环境。

固定日程：为李奶奶制订了每日固定的生活日程，包括起床、吃饭、散步和睡觉的时间，这样可以减少她的焦虑感。

温馨陪伴：每天都要花时间陪伴母亲，跟她聊聊过去的事情，用温柔的语气和她说话，让她感到安全和被爱。

2. 心理康复的第二步：认知训练

认知训练对阿尔茨海默病患者的记忆力和认知功能有帮助。他找来了一些简单的认知训练游戏和活动：

记忆游戏：如图像配对游戏，可以帮助李奶奶锻炼记忆力。

拼图：通过拼图，不仅能锻炼大脑，还能在完成拼图时获得成就感。

唱歌：经常一起唱她年轻时喜欢的老歌，这不仅能刺激她的记忆，还能带来愉悦的心情。

3. 心理康复的第三步：社会交往

阿尔茨海默病患者常常感到孤独，因此保持社会交往非常重要。鼓励李奶奶参与社区活动：

社区聚会：带李奶奶参加社区的老年聚会，让她和其他老人一起交流，保持社交互动。

家庭聚会：定期安排家庭聚会，让亲戚朋友来家中探望李奶奶，让她感受到家的温暖和关爱。

4. 心理康复的第四步：情感支持

在心理康复过程中，情感支持不可或缺。通过以下方式给予李奶奶情感上的支持：

积极倾听：当李奶奶表达困惑和不安时，耐心倾听，并给予安慰和鼓励。

情感连接：时常和母亲分享自己的生活，带她去看一些美丽的风景，通过这些活动增进母子之间的情感连接。

心理辅导：请来专业的心理辅导员，定期为李奶奶进行心理疏导，帮助她减轻内心的焦虑和恐惧。

治疗师小王建议小智和他姐姐每 1 ~ 2 周带患者到医院心理治疗 1 次，不过目前现在这个情况可能需要一周治疗 2 次。

"可以，完全没有问题。"小智和姐姐异口同声地回答道，"今天就可以开始吗？"

"可以。"

治疗师小王指引小智和他姐姐以及他母亲三个人来到心理咨询室。小智母亲坐在了他们两个人的中间。他从疾病的起因、患者的生活背景、目前的日常表现、小智和姐姐目前的工作状态等方面开始聊起，还借助他们手机中的一些图片和视频，在治疗师的循序引导下，小智的母亲非常开心地聊了起来。特别是当说到她的两个孩子的时候，老人特别激动，目光中透露着她对孩子们的满意和高兴。

"阿姨，您能不能给他们竖起大拇指点赞呢？"治疗师小王不停地和老人互动。小智母亲看看小智，看看姑娘，并给他们竖起了大拇指，没有说话。

"你每天看到他们回家后，就给他们点赞，可以吗？"

小智母亲点了点头答应了。

"生活中你们可以经常使用老人熟悉的一些物件、图片、地点或老人既往的一些事件来鼓励和支持老人，并尽可能多地陪伴老人，回忆她之前生活中的重要事件，也可以邀请之前的同事或朋友一起参与，树立和增强老人的生活自信心，维护她的自尊。"小王治疗师结束咨询后给他们科普说。

随后小王带领三个人进行深呼吸训练来调整自我状态，帮助他们放松身心，消除紧张情绪，调节心理状态平衡。这也是非常好的可以居家完成的训练方法。如果有时间，也可以在家完成。

通过一系列的心理康复措施，李奶奶的状态有了显著的改善。虽然她的记忆力依然无法完全恢复，但她的心情变得愉快，生活质量也有了提高。小智深知，心理康复是一个长期的过程，他会继续陪伴和支持母亲，走好每一步。

（雷晓辉　张桂莲）

第三章

阿尔茨海默病与医学人文

第一节 重视阿尔茨海默病

近日，何爷爷被诊断为阿尔茨海默病。

七十多岁的他，认知功能出现严重退化，需要家人协助进行日常活动。近期和远期记忆均有衰退，除了很难记起最近的事，对过去的事情也出现记忆模糊和遗忘的情况。他更是出现了严重的失语情况，交谈能力明显下降。他常常一个人沉闷地坐在屋中。

虽然何爷爷也在服用相关药物，但作为主要照料者的何奶奶上了年纪，无论是精神方面还是体力方面，照料负担令她力不从心，但何奶奶坚决不送何爷爷去养老院。他们的女儿何女士为此万分焦灼。

听说近日有一个社会工作服务组织在开展针对阿尔茨海默病患者及其家属的支援项目，何女士便给爸妈报上名。几天后，社工阿九来到何爷爷家中。

简单询问一番何爷爷的基本病情后，阿九与何爷爷、何奶奶一起围坐在餐桌旁。阿九问："何奶奶，您和家人是什么时候发现何爷爷生病的？"

"也就几年前吧。一开始我们和孩子们住在郊区，后来孩子们成家立业，我们也不断搬家。我们换了新环境，他见不到之前的朋友，也不愿意活动，整天在家睡觉。我们当时都没怎么在意啊！直到有一次，他不打招呼出门，自己走回住了十几年的老房子。他迷了路，只记得女儿的电话。路人帮他联系上我女儿，才把他带回家。从那时起，他一出门就迷路，渐渐地也就不愿意出门了。我女儿怀疑他得了老年痴呆，带他去医院检查，我们才发现他的阿尔茨海默病早已向中度发展。"何奶奶长长地叹了口气。

阿九继续说："确实，老人害怕搬家，稳定熟悉的环境对早期阿尔茨海默病患者十分重要，生活环境的频繁变动和单调乏味都可能会对患者的身心健康产生负面影响。我们在搬家时，一定要注意这方面的影响。"

何奶奶点头表示认同："你说得对，自从搬家以后，他就越来越不爱活动，不爱说话，也没有认识的新朋友可以一起出门运动。我们也没办法，孩子要结婚，孙辈要上学。为了小辈考虑，我们就跟着他们走，也的确没注意过他的感受。"

阿九回应说："我十分理解您与孩子的决策。现在的家庭基本是老人为孩子们付出更多，他们表达想法的机会和参与家庭决策的话语也很少。而孩子们成家立业，为了更美好的生活，不得不带着老人搬家，这也是现代社会不得不面对的两难困境。"

何奶奶说："对啊，现在人们太难了。那有没有什么办法可以改善我老伴这种情况呢？"

阿九点头："有的。我们需要给予何爷爷这样的阿尔茨海默病老人更多、更早的关注，因为大脑的病变是逐渐积累的，最初阶段的病程特征十分隐蔽，我们可能以为那是老人正常老去的表现。直到发生更为严重的变化，我们才怀疑，他是不是生病了？"

何奶奶问："那他到底是什么时候生病的呢？"

阿九答："第一次搬家时，何爷爷的大脑或许就发生了病理改变。在老人有早期症状，如不愿动、嗜睡、忘事的时候，就应该及时就医，寻求专业帮助，这样可以减缓病情的发展。当我们不得已改变他们所熟悉的生活环境时，要多多关心他们的身体、心理与情感状态和需求。"

何奶奶叹气道："是啊，我们之前没有注意到他。那我们家人还能做些什么呢？"

阿九说："您不要自责，您已经付出很多了！这种问题也源于社会对阿尔茨海默病的污名化，无法正确回答出别人的问题会让人感到自卑和尴尬，可能老人一开始意识到自己的记忆困难，却不好意思跟您和孩子们说出自己的问题和忧虑。外界关于老年痴呆的描绘也总是晦暗的，让人感觉失去希望，无能为力。其实不是这样的，我希望大家能够客观认识阿尔茨海默病。如果能够增强对阿尔茨海默病早期的重视，患者及其家属就能早早地理解正在发生的事情，从而对未来做有效计划，如生前预嘱、授权书或拒绝某些治疗的预先决定等。相信阿尔茨海默病患者也希望在生活变得更加困难之前，自己决定如何度过剩下的时间。如果我们不畏惧谈论'痴呆'，我们也就拥有更强的掌控能力。"

第二节　他不是"老小孩"

看着一旁的何爷爷正在吃苹果，阿九问："何爷爷的日常生活起居，都是您来照顾吗？"

何奶奶叹息道："对啊，平时就我们两个人住。我给他做饭、喂饭，切好水果放桌上，晚上睡觉前，挤好牙膏的牙刷与装满水的牙杯也给他放好……我不做这些，他也不知道做。"

阿九似乎感受到何奶奶言语中的无奈："您辛苦了！我能体会到 24 小时照顾何爷爷给您带来的身心负担。其实，除了要照顾何爷爷，照顾好自己也非常重要。保持身体健康和心情愉悦才能继续为你照顾的人提供支持。同时，也要保持健康饮食、营养均衡，经常锻炼、散步，多多培养自己的生活爱好，转移情绪和注意力。此外，定期做体检，如果遇到困难，可以寻求专业的咨询，或直接找我们帮助。"

何奶奶又接着说："你说得也对，不过他离不开我啊！每天晚上睡觉前，如果我不跟他说要做什么、不帮他把牙膏牙杯准备好，他什么都不知道、什么都不会做……就呆呆地站在那里……他就像个'老小孩儿'一样需要人看着。"

阿九回应说："我十分理解您。阿尔茨海默病改变了患者及其家属的日常生活。患者需要依赖他人才能完成曾经被视为独立自主的日常活动。这的确会让您感到辛苦劳累。但我想，最让您感到负担的是他不能给您更积极的反馈，让您感觉自己的付出得不到回应。"

何奶奶眼眶微微湿润，仿佛被阿九的话所触动："都是老夫老妻了，我也不求什么回报。可是有时我喊他，他也不答应。说句难听的话，我有时感觉，他好像'不在了'。"

阿九抚摸着何奶奶的肩膀，没有说什么，示意她看向何爷爷。此时一滴眼泪从何爷爷的脸上滚了下来。何爷爷垂下双眸，自己默默地切下一块苹果。

阿九认为这就是"社会性死亡"的典型表现，即使患者没有真正逝去，但疾病似乎将患者"矮化"，让患者失去一部分表达能力，从而切断患者与照护者、家人之间的联系，就好像患者真的不存在了。无论是患者无法正确回忆对方的姓名或有关往事，还是无法给予对方积极反馈或回应，都威胁到患者自身的"存在"。

阿九认为，此时专业人士的主要工作应该包括努力宽慰照护者或家人，告诉他们患者并非不理解身边发生的事，也没有对身边发生的事漠不关心，失去部分表达能力不代表他完全不想或是不能表达。专业人士带领照护者与家人一起理解患者如何表达自己、如何应对身边事，可以减轻照护者及家人的心理负担，看到自己与患者之间的关系并没有因为疾病而断裂。无论是自己还是患者，对彼此都具有丰富的意义与价值。

于是，阿九温柔地说："奶奶您看，何爷爷虽然不说话，但并不是听不懂、看不懂您的付出与努力。咱们聊天的时候，他都哭了。而且他也不是什么都不能做，我刚来的时候，看到他自己干脆利落地切下一块苹果，放进嘴里吃下，那样子还挺潇洒自如呀！"

何奶奶若有所思。阿九继续说："我们可以一起想想何爷爷的日常，或许他也努力做过什么，只是无法用'正常'的言语表达，导致他的努力没有被我们发现。"

何奶奶恍然大悟："你这么一说，我想起来一件事。他吃饭总是坐得离餐桌很远，我就担心他将食物洒在身上和地上。所以我每次都想让他起身，我往前挪挪他的椅子，他不是很情愿，就将筷子重重摔到桌子上，好像是反抗……不过他还是妥协了。我还记得，他会用卫生纸把掉落的饭菜包好，连同桌上的鱼骨、果皮一起丢进垃圾桶。他其实还挺注意卫生，仔细想想，他会自己打理卫生。"

阿九点点头："对的。我们总是容易将阿尔茨海默病患者当作被动接受照料的'病人'，凡事我们亲自操劳，把他视为小孩子一样照料。我很理解奶奶会因此付出更多的忧虑与辛苦。不过这样会忽视患者作为成人拥有丰富的生活经验，从而忽视他们的需求、喜好和愿望。"

"其实患者仍拥有无限的可能。我们应重视他的生活经验、需求、喜好和愿望，相信他可以在某种程度上进行自我照料，甚至可以积极配合他们的照护者，甚至为他人提供适量的帮助，直到疾病晚期。"

"这就是许多专业人士常说的'主体性'，不知道您能不能理解，大致意思就是将患者视作一个积极的人，而不是什么都不能做、只能被动接受照料的人。他并没有'不在了'，他还是和我们有一种亲密的联系，只是不一定总按照我们所期待的方式回应我们，比如叫他，就想让他说出我们想要的答案。当我们放弃这种执念，可能会看到更积极的一面。"

"我有点懂了。你看我耳朵听力有点不好啊，他经常用胳膊推推我，提醒我去接听电话呢！有时候孩子来看我们，他们敲门的时候赶上我正在厨房做饭，我老伴就自己去开门。你看，我还挺需要他的呢！"何奶奶看向何爷爷，会心一笑，何爷爷也眼睛弯弯，温柔地看着何奶奶。

第三节　看见他积极的一面

阿九被何爷爷和何奶奶的深厚感情所感动："其实我们换一种看待阿尔茨海默病患者的方式，看到他们的主体性，也就是看到他积极的一面，可以为您这样的照护者及家人减轻许多负担与压力，缓和悲伤与无助情绪，重新建立他们之于我们的意义。您可以再想想，如果有类似感受，再和我聊聊。"

何奶奶似乎想到什么，又出现一些紧张神情："他这病闹得我也很紧张，比如他白天睡觉，晚上不睡。昨天就是，晚上突然坐起来，然后在屋子里来回走。医生说这是阿尔茨海默病的典型精神行为症状，我只能给他吃点药。我要是睡过去不管他，他摔倒了怎么办。我要管他，我自己也整晚睡不好觉。"

阿九拍了拍奶奶的肩膀，安慰道："我很理解您的压力，这确实是很多照护者的困境。我也理解您的担忧。阿尔茨海默病的某些症状，不仅仅是某些大脑与神经病变所造成的，也可能来自未被满足的需求或未被关怀的情绪。您再想想，何爷爷昨天经历了什么，半夜才这样来回走？"

何奶奶思考片刻，说："白天，孩子们都来了，约好第二天中午聚在一起包饺子。我们都觉得他帮不上忙，也从不和他商量这些事。他就在一旁听，可能是听到了吧，然后昨天半夜起来就念叨着'明天干活，我什么都不会做，我怎么办啊''你们都干活，就我一个人不会，怎么办啊'……整个晚上他都特别着急！你说，是不是因为我们不让他干活的缘故啊？"

阿九回应道："何爷爷虽然失去部分家庭劳作能力，但他能感觉到这种失去，会为此感到不安与焦虑。何爷爷一定是一个非常勤奋的人，他仍然想维持自己的劳作能力与照顾家庭，参与到家庭事务中，为家庭做些什么。他或许知道自己的记性大不如以前，也害怕自己丧失行为能力，尤其是为家庭付出的能力。"

何奶奶点了点头，表示认同："无论是年轻时候还是退休以后，他都特别勤奋。前一阵，我带他出去散步，他看到一个人在那扫地，就上去问这个人招不招零工。当时我还觉得'你'问人家干吗，自己都这样了，还能干什么活啊。你这么一说，我就理解他了，可能他确实想干活（工作）。"

阿九说："是的，刚刚我看何爷爷切苹果，双手很灵巧。您看何爷爷自始至终没有变呢，他始终都想做好一个有益的家庭角色和社会角色，成为一位好老伴儿、好爸爸、好工人。我们一旦认定他什么都不会干，他就被迫孤立于家庭与社会生活，逐渐呈现出什么活都干不了的样子。家人凡事为他动手，他越来越没有行为空间，他的认知与行为能力会不可遏制地衰退下去。时日愈久，他或许就真的什么都干不了了。但是，如果我们仍然重视他的家庭角色和社会角色，无论以何种方式发挥他的作用，既可以满足他的感受，维护他的尊严，也能宽慰我们自己，缓解我们的身心压力！"

何奶奶笑了笑："你说得对，这么一想，他还是那个老头子。我们也是这样一路相互扶持过来的！"

阿九慢慢说："是的。希望您能明白，这是让我们换个角度想问题，并不是说您作为阿尔茨海默病患者的照护者，做得不够好。您已经非常厉害，将何爷爷照顾得这么周到。我希望我的建议能为您提供力量，让您感觉照护何爷爷不再那么困难，继而何爷爷本人也能在你们的关系中感受到支持，您因此能够看到积极的价值与意义，这是一个正向循环。"

何奶奶说："谢谢你！你还有什么建议，我可以分享给其他家里人？"

阿九答："首先，我们要剥开阿尔茨海默病的外表去欣赏患者的独特性。也就是承认何爷爷具有丰富的生活经验、独特的需求与积极的能动性，他的某种个性品质与家庭角色仍然鲜活，而我们可以充分予以关注，并利用起来，相信他并非是一个只能被动接受照料的家人与带来负担的患者。这样不仅可以减缓他的认知和行为能力的衰退，还可以让自己释怀，发现自己照料的并非一个毫无生气的人。"

"其次，我们的家人、朋友都尽量不要向何爷爷提问涉及记忆的问题，比如记不记得自己的年龄、知不知道他身在何地等。即使想不起来这些，何爷爷也不想因此被否定。大脑病变与认知受损不可挽回，我们不能用我们的标准要求他，要用认可他、接受他、理解他的方式，构建新的沟通模式。比如他反复念叨或重复做的事情，可能是他最关心的事情。即使他不会言语表达，面部表情与肢体动作也会传递他的情绪与想法，这需要我们更加细致的观察，并结合他的过往经历加以理解。"

"最后，无论他患病与否，我们都与他相互依存、相互依赖，他离不开我们，我们也离不开他，这一点从未因疾病而改变。您始终不是一个人，何爷爷也在和您一起与疾病做斗争。面对认知与行为的衰退，接受照料的何爷爷不是无动于衷。无论我们是否有意识地为他创造意义与价值，我们与阿尔茨海默病患者都在努力追随彼

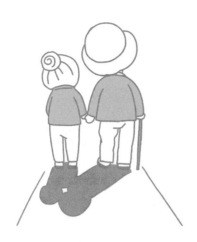

此的步伐，意义与价值就会自然而然地生成。他可能走得很慢，但他始终在前行。我们也需要放缓自己的脚步，保持与他相近的节奏，这样才能相伴彼此，走得更远。"

"如果我们无法完全控制阿尔茨海默病，那我们可以改变自己的态度与方式，让我们对何爷爷的照护成为生命中一件富有价值的事。这样的改变，不仅会帮助我们自己保持积极的心态，也会深刻影响受疾病困扰的何爷爷。希望这些建议对您和家人有帮助。"

"我们社工在为阿尔茨海默病老人及家属开设家庭照护培训，希望您和其他家庭成员多多参与！这种对阿尔茨海默病患者及其家庭成员联合干预的家庭治疗方式，对于应对阿尔茨海默病的照护困境大有裨益。阿尔茨海默病并不只影响一个人，还会影响到整个家庭。"

何奶奶虽然上了年纪，还是大致记下了阿九的建议。她感觉生活似乎多了一些希望。

第四节　机构照护中的友好环境

阿九离开何爷爷的家，随后去往一家养老机构开展工作。他是这家机构的常驻社工，今天他要和那里的工作人员聊聊近来的困难和问题。

在这家养老机构成立之初，机构负责人黄经理问阿九："养老机构应该如何设计阿尔茨海默病老人的生活环境？"

阿九认为，无论是居住的物理环境，还是社会的人文环境，都深刻影响着阿尔茨海默病患者的身心体验，可以放大、舒缓或减少老人对疾病影响的感知与潜在的生理变化。

阿九首先为其提供一份《养老机构认知障碍友好环境设计导则》。优质的环境设计是专业化照护服务的关键一环，有利于延缓阿尔茨海默病老人的认知障碍发展进程，保证他们的安全，提高他们的生活质量与舒适度，增加他们的社会参与度，维护他们的尊严。然而一般养老机构的设计无法为他们提供安全、支援、疗愈的生活环境，阻碍此类老年人接受更加专业化的照护服务。

根据这份导则，在充分认识阿尔茨海默病老人的生理、病理、心理特征以及照护需求的基础上，这家养老机构不断优化每一块区域与细节，使平面布局、感官刺激、定向线索、设施设备等方面都具备安全性、支援性和疗愈性，以期为阿尔茨海默病老人提供友好的居住环境。

此外，养老机构的护理员可以营造更加友好的人文环境。阿九对护理员们说道："没有人愿意被任何医疗和疾病状况所定义。他们不希望自己被简单粗暴地贴上'痴呆'的标签。阿尔茨海默病患者可以生活得更好。一个人的生活除了阿尔茨海默病之外还有更多富有价值之事！"

护理员王姐问："阿九，举个例子说说吧？"

阿九说："比如，你们有时候可能嫌弃他们，不带他们活动，但事实上许多患病老人还拥有许多令人惊叹的技能，如这个奶奶喜欢种花，那个奶奶喜欢打太极，症状最严重的爷爷可能下象棋和打麻将也很厉害。还有一位奶奶很温柔，喜欢鼓励别人，隔壁奶奶总和她手挽手一起散步。所以，我们不应该对他们带有偏见。"

王姐和其他人听到这里，表示他们很少关注这些画面。阿九补充道："所以我常说，揭开阿尔茨海默病或痴呆的外表，去欣赏每个老人。他们十分依赖你们的照料，但我们也不能忽视他们的自我，关键在于高质量的沟通。"

第五节　学会沟通

王姐接着问道："有时候我真不知道如何与阿尔茨海默病老人沟通，这时应该怎么办？"

阿九回答道："沟通有几个要点。一个大前提是尊重与认可阿尔茨海默病老人，不要让他们回答十分依赖记忆的事实问题，这可能会引起他们的焦虑和困扰。比如'你多大年龄了？''你的袜子放哪里了？''你早上喝没喝过水？'等问题。"

王姐问："那我们具体怎么沟通呢？"

阿九答道："首先，在口头语言与肢体语言方面，我们在接近老人的时候，应该从正面慢慢走来，可以避免惊吓到他们，同时也能引起他们的注意。在与他们交谈时表明自己的身份，优先使用他们喜爱的称呼，然后再按自己想说的内容来引起他们的注意。交谈内容应该用简短的句子，缓慢而清晰地说出来，并且围绕一个主题说，而不是从一件事突然跳到另一件事。如果事情比较复杂，可以把事情分解为几个步骤。在你期望他们做什么或者你为这个人做什么之前，可以通过一个个步骤说出想要做的这件事。"

"其次，我们不要强迫患者给出答案，这可能会使他们感到困扰。请尝试将自己的问题简化，或提出的问题能让他们以'是'或'否'来简单回答。如果他们说错了（如当这个人把过去和现在的事情混在一起），尽量避免不断纠正这个人的话。如果你无法理解这个人对你说的话，可以让他们重复自己所说的话，而不应忽视或厌烦他们。"

"再次，我们要学会积极倾听，利用身体语言辅助。使用积极的身体语言很有效，包括语音语调、面部表情、目光接触和放松姿势，这对帮助阿尔茨海默病患者非常重要。恰当的触摸也是重要的沟通方式和表达关切的方式。"

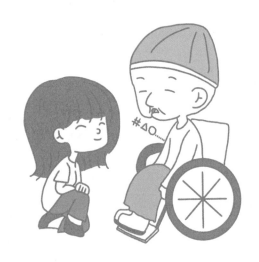

"此外，保持身体语言和姿势放松。如果你看起来很紧张或激动，这会妨碍你的有效沟通，也会给试图交往的人造成困扰。我们可以试图抓住患者的视线，保持微笑、冷静和友好。通过触摸他们的肩膀或握手等方式，让他们放松。"

"即使这个人处于无法与你口头沟通的阶段，也请你与他们保持沟通。和他们谈谈熟悉的事情，因此你还需要事先知道对他们很重要的人或事情，如他们的家人和朋友。"

王姐问道："可是有的阿尔茨海默病老人说不出来话，我还是没办法和他沟通。这可怎么办？"

阿九回答道："即使不能说出自己的感受或症状如何变化，阿尔茨海默病患者也可以通过面部表情、身体动作等告诉你他们现在的感受。比如，皱眉、皱鼻、步态改变、身体僵硬，甚至攻击和抵制等行为都可能表示疼痛和不适。而你也可以尝试帮助他们表达他们的感受，并确认他们的感受。"

王姐接着问："那沟通还需要注意什么呢?"

阿九答道："还需要注意的是，阿尔茨海默病老人会在每日某个特定时间更加敏感。通常人们集中注意力、理解交谈内容及沟通能力在一天中是有变化的。我们应该选择在合适的时间与阿尔茨海默病老人交谈，也要确保其他人知道一天中的哪些时间与他交流更好。"

"交谈的时候，可以先关掉收音机、电视和其他会产生背景音之类的物品，避免老人分心，使沟通更容易。如果你在一个嘈杂的地方，可以带老人转到更安静、更少干扰的地方。此外，确保交谈场所照明良好，使老人可以看清你的脸，清楚地看到你的面部表情和肢体动作，并看到你想要使用的任何辅助提示。"

王姐问道："我工作太忙，没时间和老人沟通怎么办?"

阿九答："没关系，重要的是有意或无意地表示对老人们的尊重，即使他们存在认知障碍。无论你在做什么或者和其他人聊什么，都努力尝试将老人融入其中。通过尽可能多地将老人融入对话，可以帮助老人感受自身价值，并促进自我的身份认同。"

王姐表示理解："那就是说，不能忽视他们。"

阿九点头："是的。沟通困难不意味着他们不会听到、不会理解别人说的话。始终将他们融入对话中，即使您没有得到他们的回复，这也有助于证明你重视这个老人，并帮助确保其他人尊重这个老人。良好的沟通可以提升照护质量。贴心的沟通能够增加照护的温度，表达我们对老年人的尊重。"

王姐问道："如果我们和阿尔茨海默病老人语言沟通还是困难，

应该怎么办呢？"

阿九答道："如果沟通还是存在困难，我们可以使用容易理解的图片、手势或文字。你也可以使用其他参考对象。将实际的东西与固定的事情相连接，这些事情是你想让患者做出选择的事情，或者连接到你想告诉他的事情。例如，如果你想让这个人表达他们是否想要茶或水，你在说出这句话的时候，就给他出示一个玻璃杯，在里面加入适当的茶或水，让他们将味道与选择的物品联系起来。后面就可以直接拿杯子问他们了。运用实际的物品有助于强化你说的话，给患病老人一个明确的提示。"

第六节　了解过去是关怀的第一步

王姐说："还是你专业啊！我们都是靠自己的本能来照顾老人，我甚至把自己当他们的'闺女'，可有时候他们还是不满意。"

阿九回应道："对阿尔茨海默病患者来说，我们作为照护者，除了为他们提供专业的身体支持，精神关怀一样重要。有时精神关怀的需求无法得到满足，是因为这些患者难以表达出来，我们照护者也缺乏经验和信心来为他们提供支持性的精神环境。"

王姐问："阿尔茨海默病老人的精神需要包括什么呢？"

阿九答："个体精神需求包含这几个维度：与他人沟通，被尊重为有价值的人，爱与被爱，感受到认可和理解，成为富有同情心、关心他人和乐于助人的人，成为有益他人并成功的人，以及拥有希望的人。"

王姐问："原来如此。那我们如何提供精神关怀呢？"

阿九答："为阿尔茨海默病老人提供好的精神关怀需要一个整体评估，包括关注他们个人的背景信息和偏好，他们的身体需求，社会身份和职业身份需求，他们的心理健康、精神需求和人生目标。评估要个性化，仔细处理，有助于更好识别个人的精神状态。"

王姐问道："如果老人生病很严重了，我们应该如何做？"

阿九答道："即使患者的病情令他很难进行交流，但他仍应该尽可能参与有关话题的沟通。良好的沟通，可以帮助他们保持良好的精神，即使他们没有任何回应。也可以向他的家人或朋友寻求更详细的患者生平。让他们的家庭成员与亲朋好友也重视阿尔茨海默病患者，并且持续与我们分享患者生活中的故事。熟悉患者的过往可以帮助我们尊重和理解患者的过往习惯与偏好。"

王姐恍然大悟道："我刚入职时，你让我们做'人生故事'工作，是不是就是这个意思？"

阿九说道："是的，这是我们社工的一种专业方法，收集老人的过往故事，更好地理解他们。虽然这个工作对外行人有些要求，不过您作为老人 24 小时的照护人员，肯定比我们了解他们更多。这个过程是让照护者有意识地形成患者的'自传'故事——关注患者过去与当下的人生经历，包括他的工作、家庭、住所、生活，以及个人习惯、喜好和厌恶。了解他们是尊重与关怀他们的第一步。"

王姐恍然大悟道："原来是这样！那人生故事工作具体如何做呢？"

阿九答道："人生故事工作是'以关心为主导'，重点关注患者特别重视以及真实的事情。这些素材可以来自老人的语言和非语言表达、亲朋好友的转述或您的日常生活观察，越细致越好。对于患有阿尔茨海默病的人来说，我们可能从他那里直接获得信息存在一定难度，但这也要尽可能尝试。

此外，人生故事工作也可以基于他们的先前表达，以及其他人如家人、朋友的交谈。如果您不擅长写字，可以通过拍照、录像、录音等方式记下来。我来整合形成这个老人的人生故事档案。

我们可以经常给老人回放他们喜欢的影音素材，刺激他们的记忆与认知，改善他们的精神与情绪。这些素材也有助于我们开展个性化与细致化的照护，也可以在他们不能清楚表达自己时，让我们更好地理解他们的需求、感受和想法。"

王姐记了下来，又接着问道："问题在于，我不一定会照顾同一个老人很长时间。"

阿九说："是的，护理员流动性很强，您可能照顾这个老人一段时间，您熟悉他、他熟悉您，但如果您被调去照顾其他老人，或者不得已辞职，其他护理员又需要很长的时间和这个老人相互熟悉。'人生故事'则可以缩短相互熟悉的时间，减轻这一过程对护理人员和老年人双方的压力。如果他们出现一些精神行为症状，熟悉的人际关系和生活环境对减缓这些症状大有裨益。如果这些人际关系和生活环境并不能真实存在，那大家可以'扮演'或'重现'这些熟悉的氛围。"

王姐点头表示认同："对，我之前照顾三楼那个奶奶一年多了，后来我们俩分开好几个月了，她还是和现在的护理员不熟悉，一直找我，我们'娘儿俩'见面就抱在一起，别人说她脾气不好，但她对我特温柔呢！"

阿九笑了："真好啊，经过一年多的相处，您已经是她生命中非常重要的人！虽然照护阿尔茨海默病老人的过程充满困难，但你们双方早已相互关爱与相互共情，这是一件很有价值和意义的事。"

王姐说："对，老人很念旧的。"

阿九说："老人对不熟悉的人和环境有所戒备，且她无法明确表达自己的需求，这就要求我们具有包容与同理心，还需要细致认真的观察。有些阿尔茨海默病老人刚来养老院，无法在这里踏实、安心地睡觉，因为这里没有依恋、归属和记忆。他们频繁在夜里起来、走动，有些焦虑，我们可能认为这种症状是生理问题带来的睡眠障碍，但忽视了生活环境发生巨大变化造成他们的脆弱。"

"如果新接班的护理员有他们的'人生故事'，那就能更好地理解他们的思维习惯和行为模式，缓和他们的焦虑情绪，减少某些困难的发生。所以我也非常不建议非必要变动老人的护理员和居室，要重视他们对熟悉的人际关系和生活环境的依赖。善于利用'人生故事'，帮助他们重新建立熟悉又怀旧的氛围。"

第七节　以人为本

王姐问道："我们照护老人是不是应该以他们为中心？"

阿九点头："没错。从以人为本的角度来看，阿尔茨海默病老人的困境是不再被其他人视为一个有自身价值的人、一个有历史和未来的人以及一个拥有社会关系的人。在现在这个社会中，对理性、推理、逻辑等认知能力的过度重视，带来对认知障碍患者自身价值的质疑，对疾病和症状标签的过度关注，让我们忽视他们的主体特征。我们抛开偏见的方式，就是以人为本。"

我给大家讲的理念和方法，都是以人为本的方法，也就是将患病之人重新定义为有价值的人类和社会存在。总体来说，我们应时刻牢记这六个关键点：

（1）他们首先是一个人；

（2）作为一个人，他们和其他人有同样的需求——不仅需要身体上的舒适和照顾，还需要情感、社会和精神方面的幸福；

（3）像所有人一样，阿尔茨海默病患者在努力让世界变得有意义。他们是意义的创造者，不管他们的认知能力有多糟糕；

（4）阿尔茨海默病患者和所有人一样，根据自我之于世界的意义行事；

（5）照护工作需要的人际关系是肯定他们的人格，这种关系具有支援性与疗愈性；

（6）支援性、疗愈性的生活环境不仅可以减轻疾病的影响，而且有可能阻止疾病的发展。

这些以人为本的方法强调我们对整个人的关怀，关注他们的身体、情感、社会、职业和精神需求，就等于关注他们的生活与生命质量。以人为本的方法可以持续到生命的最后一刻。

这些方法的核心关注点，就是相信与尊重人们的沟通能力，无论他 / 她的认知障碍程度如何。所以，即使大家没有接受过正式的专业或专项照护培训，也可以先提高沟通能力，其本质是一个持续互动和交流的过程，与"人生故事"工作相辅相成。无论你是照护机构的老人，还是照护自家的老人，这都非常适用。

第八节　从未忘记你

王姐继续问道："我懂了。老人在养老机构待久了，我们确实比家属更擅长照护他们。有时候家属来看望老人，总跟我抱怨老人只认识我们护理员，不记得他们这些家属。"

阿九回应道："你们可以跟家属说，老人'从未忘记你'！你用观察到的老人行为、习惯与喜好告诉他们，他们是谁、他们有什么样的性情，都会在记忆里保持长久。即使疾病褪去许多记忆的色彩，但他的独特自我与人际联系从未因疾病而消失。"

王姐感到一些疑惑："那我该跟他们怎么解释呢？"

阿九说："我举一个例子吧。有些阿尔茨海默病老人的重复性行为可能被视作强迫症，虽然约束措施或药物干预会有效，但我们也应该看到这些行为背后的故事，从而理解他们。比如有一位阿尔茨海默病的奶奶和她的女儿一起吃一块饼干，那位'强迫症'奶奶会时刻确保分开两半的饼干大小相同，遗漏的碎屑也会被她用餐巾纸包好，和其他纸巾一起叠整齐，摞成一堆。

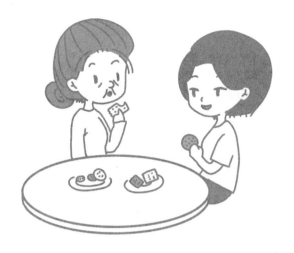

护理员本打算纠正这种行为，但被她女儿拒绝。她女儿认为，她的母亲曾在物质匮乏的时代将子女养大，小心翼翼分配有限资源，食物是否平均、是否被浪费，对她来说很重要。数十年来，她一直如此照顾子女，努力创造一个有序、平稳的家。即使自己入住养老院，老人已经形成这种深刻记忆，作为自己关怀其他人的方式。这是老人习以为常的生活逻辑与生活价值。

虽然这个老人认不出面前的人就是她女儿，但她女儿还是能从举手投足间，感觉她和妈妈始终紧密联系在一起。所以，阿尔茨海默病老人可能会不认识你，但你要相信他们从未忘记你！"

王姐眼眶微湿："你这么一说，我也想起我家老人。谢谢你！希望这样的解释会帮助更多人！"

阿九总结道："消除社会对阿尔茨海默病老人的偏见与污名，并不是大家喊喊口号就能做到，需要我们一起找准方法，来认识他们、理解他们。一旦我们知道老人曾经是谁、以前做过什么，我们便不会束手无策，就能积极应对挑战！"

（季若冰　程瑜）

第四章

阿尔茨海默病的预后结局会如何

第一节 关于"阿尔茨海默病能治好吗"的答案

"我母亲能治好吗?"

饭后,小智看到母亲坐在沙发上,表情呆呆地看着电视,虽然父亲总有一搭没一搭地和母亲聊剧情,但母亲甚至说不出电视剧的名字和主要角色。小智不禁暗自紧张,母亲规律服药,到底能好起来吗? 为什么感觉还在加重呢?

晚上,小智忧心忡忡,打开浏览器开始搜索"阿尔茨海默病能治好吗",随着不断浏览,小智似乎不得不面对,阿尔茨海默病只会逐渐加重,并不能治好。

爱人小诗看着小智不断叹气,问清缘由后告诉小智,与其盲目纠结害怕,不如再去找李教授问问。小智看着爱人关切的目光,用力点了点头。

到了预约就诊的当天,小智为了不给母亲增加负担,决定一人先去咨询。在诊室门口等待叫号的过程中,小智留意了下周围待诊的人群。

虽然不知道实际情况,但是看着一位坐在轮椅上的叔叔,表情呆滞、一问三不知、反应迟钝,小智突然既无奈又害怕,我的母亲终究有一天也会变成这样吗?

见到李教授,小智直奔主题,问道:"李教授,我的母亲正在规律服药,我们也全力配合治疗,我母亲能治好吗?"

李教授轻轻摇了摇头，回答道："以目前的医学发展，阿尔茨海默病并不能治愈。虽然科学家投入了巨大的精力想要攻克阿尔茨海默病，但是我们仍然停留在改善认知功能症状的阶段，并不能阻挡疾病的进展，只能让疾病发展得慢一些。通俗点说，虽然接受了治疗，疾病发展还是在走下坡路，只是速度放缓了一些。"

尽管已经在网上浏览过，但听到李教授如此肯定的回答，小智的神色黯然。

李教授补充道："我们还是要有信心，虽然现在的医疗条件解决不了，但不代表这个疾病永远不会被攻克。目前国内、国际上有许多针对阿尔茨海默病的药物研发，还有很多非药物的干预方式。我们能做的就是在积极配合治疗的同时，继续充满希望。生病的人，都是养育我们的至亲，大家都希望他们能有个幸福的晚年。"

小智重重地点了点头，还是忍不住叹了口气。

"我母亲会忘记我吗？"

小智继续追问："像经典电影《脑海中的橡皮擦》《困在时间里的父亲》和公益宣传片中演绎的情节，我母亲有一天是不是也会忘记我？"

李教授虽然不忍，轻叹口气，还是回道："有可能。记忆力减退是阿尔茨海默病最初和最主要的表现，早期是记不住新发生的事情，过往的事情反而记得清楚。"

听到这儿，小智连声回应："是的，是的，以前的事儿，我母亲都想得起来，甚至对有些细节能描述得清清楚楚。"

李教授点头继续道："但是随着疾病的发展，患者对年代久远的事情也会忘记，会忘记过往的经历、工作、熟悉的人，甚至最后连最亲近的家人也不认识。很让人心痛，也很难接受，但是这是我们对阿尔茨海默病必须要直面的问题。"

小智继续追问道："我母亲现在一个人出门买菜、逛公园倒是可以，但看到好多社会新闻报道走失的阿尔茨海默病老人，我们有一天也可能面临这种情况吗？"

李教授微微点点头，看着小智继续说道："阿尔茨海默病本身是一个不断发展的慢性疾病，除了记忆力下降，也会有其他认知功能的损害，比如语言、计算力、注意力、执行力，当然也包括对方向、空间的感知能力减退。有一些老人不仅去不了远的地方，就算在家附近也会迷路。"

看着小智逐渐黯淡的眼神，李教授补充道："到了疾病晚期，老人可能在熟悉的家中也不能分辨各个房间，找不到卫生间或者卧室，需要更多的照顾和陪伴。因此，防走失是从始至终需要格外重视的问题。"

小智大为震惊，在家里都会迷路，他根本无法想象将来有一天母亲会发展到这种程度。

于是继续追问："那定位手环，我们是不是也得准备好，以备不时之需？"

李教授点点头，肯定地回答："这是非常好的方法，尤其到了疾病中晚期，只要家人发现老人有找方向、认路方面的问题，就需要防患于未然，以免酿成不可挽回的惨剧。"

小智听着，突然恍了神，想到亲人迷失在人群中绝望的画面，他连连摇头，内心告诉自己，一定要多多陪伴母亲，不能让这种事情发生。

"我母亲最终会变成什么样？这个病最后的结局呢？"小智追问道，尽管很想逃避，但总归是要面对的。

看着小智忧虑的眼神和失落的神情，李教授心中虽有不忍，还是继续回答道："我们得正确认知这个疾病，正如大家感受的一样，它缓缓地发病，逐渐发展恶化，因此说阿尔茨海默病是个慢性病。"

"到了疾病晚期，认知功能全面衰退，还可能出现严重的精神行为异常。最后老人连最简单的吃饭、穿衣、走路、大小便、洗漱，都需要他人照顾。还会出现幻觉、妄想、脾气古怪、暴躁、不配合等情况，而有的老人可能是淡漠，对什么都漠不关心。这些精神行为异常表现，甚至让照顾他的家人更苦恼和精疲力尽。"

小智不禁联想到刚才在诊室外见到的坐在轮椅上的叔叔，那就是晚期的阿尔茨海默病患者吗？

小智虽然难以想象和接受，还是问了出来："得了这个病，我母亲还剩多少日子了呀？"

"既然是慢性病，它的整体发展还是比较慢的。"李教授解释道，"通常情况下，阿尔茨海默病的病程大概为 8~10 年，当然也存在个体差异，有的患者可存活 20 年甚至更久。晚期也多因为并发症而走向死亡，比如进食差导致营养不良，长期卧床，二便失禁等，继发肺部感染、泌尿系统感染、深静脉血栓形成等，最终导致老人走向生命终点。因此家人的照料或者专业的护理，对于患者尤为重要。"

"既然如此，那我母亲还有治疗的意义吗？"

短短的几分钟，小智已经接收了太多悲观的信息。他甚至在想，既然阿尔茨海默病无法治愈，最终结局那么差，那还需要治疗吗？心里念叨着，还是忍不住问了出来。

李教授耐心说道："虽然现代医学发展还不能治愈这个疾病，但是早期诊断、早期治疗，对于延缓疾病进展速度及老人生活质量下降的速度仍然十分重要。"

看小智不解，李教授继续解释："设想 2 个生病的阿姨，接受正规治疗的阿姨比放任自然的阿姨将会获得更有质量的生活。需要完全看护照料的时间越晚，家人的照料负担也能相应减轻。"

顿了顿，李教授继续鼓励道："因此，现在的治疗理念是提倡早发现、早诊断、早治疗。正规治疗可以对认知功能、精神行为症状有所改善，也能让其下降的速度尽可能慢些。尽可能维持老人残存的功能，让其能够生活自理，是治疗的重要目标，也是大家共同的心愿。"

"科技在不断发展、进步，最近 5 年已经陆续有阿尔茨海默病的新药上市，还有正在开展的很多研究，随时都可能有重大突破。"李教授看着小智，语重心长地说道，"所以说，不要灰心，积极治疗以及家人的陪伴对于你母亲的病情肯定是有非常重要的积极意义。我们一起努力，让老人认知功能下降得慢一些，她能有更多的时间享受晚年生活，这就是我们能做的。"

从诊室出来，小智心中长舒了口气。前路漫漫，坚定好方向，慢慢陪着母亲一步步走，积极配合治疗，这就够了。

（高玲　王瑾）

第二节　一段永远不会忘记的历程

随着病情的持续进展，小智发现自己妈妈的记忆功能在不断恶化，过年照全家福合影，认不出熟悉的亲人，需要提醒很多次才能想起亲人的名字。喜欢带母亲出去走动的父亲说，自己也害怕带母亲出去走动了，就连在外面去个厕所的工夫，等在外面的老伴也会随便走不见了。即使在家也会跑丢，有一次，父亲下楼取快递，母亲也开门下了楼，跑出去后却忘记家在哪，在楼下到处转，还是好心的邻居见到后，把她领上了楼，妈妈才回了家。父亲在家的时间就是这样揪着心，煮个饺子的工夫，一扭头，就看到门半开着，妈妈已经不见了，幸亏追得快，人在楼下还没走远。家人提心吊胆，寸步不敢远离。

　　小智害怕着，担忧着，他迫切地想知道：老年痴呆后面会如何发展？怀着这样的担忧，他预约了李教授的门诊，并和爱人小诗一起来到李教授的门诊。

　　见到李教授后，小智担心地问道："我感觉我母亲最近记性明显变差，会不会有一天她连我也不认识呢？这个疾病后面会怎样发展呢？"

　　李教授说："作为一种神经变性疾病，一旦发病，阿尔茨海默病的病情便会不断恶化。随着时间的进展，阿尔茨海默病的病情会逐渐加重，而且目前全世界没有好办法逆转病情的发展，所以很遗憾地告诉你，你担心的问题最后是有很大概率会出现的。"

　　"但这并不意味着我们要消极应对，提前了解阿尔茨海默病的整体病程，可以帮助我们更从容地面对这个疾病。目前国际上将阿尔茨海默病的病程划分为七个阶段，但一般而言，我们认为发病后，患者会经历早、中、晚三个阶段。

　　早期阶段：患者主要表现为记忆力下降，尤其是新近事物记忆障碍。比如，患者常常感觉记不住新面孔，记不清东西放在哪里，即使是刚刚亲手整理的东西；患者的社会功能会减退，情感也会比较淡漠，与外界的接触变少，但仍能保持基本的生活技能，可以独立生活，这一阶段大约持续 3 年。

　　中期阶段：随着记忆力进一步下降，患者的独立生活能力也受到影响，如穿衣、洗澡、上厕所等生活技能都需要旁人照料才能完成。此时患者也将出现性格的改变，出现猜疑、妄想、幻觉，甚至攻击行为等。这一阶段大约持续 2 年。

　　晚期阶段：患者表现为严重记忆障碍，不能认出家庭成员，只能说字词片段，完全需要依赖他人照料，终日卧床，大小便失禁，进食困难，出现肺炎、尿路感染、褥疮、营养不良等一系列并发症。大部分患者会在 1～2 年内死于并发症。"

"啊，那我妈后面就只有 5 年的时间了?"小智脱口而出。

看出了丈夫眼里的失望，小诗攥紧了小智的手，急切地问道:"李教授，那我们现在如何做，能让这个疾病发展得慢一些呢?"

"事情也没有那么绝对。"李教授安慰说，"早期阶段是阿尔茨海默病的黄金治疗窗口，像你们发现得比较早，只要配合治疗，及时干预，虽然阿尔茨海默病不可逆，但早期介入可以延缓疾病的进展，让患者多享受几年有质量有尊严的老年生活。"

"早期，因为记忆力衰退表现隐匿，容易受到主观感受的影响，为了更全面地确诊阿尔茨海默病，建议每 3 个月至少进行一次认知功能评估，量化地掌握病情演进的过程。同时要帮助医生对患者做好疾病宣教，因为现有的治疗手段起效慢，看疗效都是按月起算的，间断服药很容易功亏一篑，所以帮助患者建立良好的治疗依从性非常有必要。"

"作为照料者，我们需要根据疾病的严重程度树立全程管理的理念。对于轻、中度痴呆患者，我们的照料原则是提高患者的生活质量，保证其尽可能正常地生活，同时顾及他们的尊严。例如，可以帮家人准备每日备忘录，在日常能接触到的环境中设置提示，如在冰箱、煤气阀门上贴记得关门、关阀门的贴纸等。"

"当患者的认知功能进一步下降时，会使其对居住地的空间和情境的记忆力减退，容易迷失方向，这时尤其要避免走失的发生。我们可以为患者准备写有姓名、家庭地址、联系人及电话等信息的联系卡、防走失手环或具有二维码身份识别功能的腕带，让患者随身携带，以便走失时能及时得到帮助，也可以为患者准备具有卫星定位功能的手表或手机，以便实时跟踪。尽量避免老人独自一人在家，减少走失的风险。当陪同老人外出时，要确保老人在自己的视线内活动。去公共场所时，应当了解出口位置，防止老人走失。建立有规律的生活，保留熟悉的生活环境及习惯，以增加他们的安全感，如一有机会就有意识地重复家庭地址，帮助老人记住家附近的标志物，强化记忆。"

"总之，作为照料者，最主要的是消除对这个疾病的神秘感，做好知识储备，提高照护水平。直面阿尔茨海默病，用信心和勇气帮助亲爱的人有尊严地走完这段特殊的旅程。"李教授最后总结。

"看来，我们的支持是帮助妈妈战胜病魔的关键。"从李教授的门诊出来后，小智暗暗下定决心，即使自己工作再忙，事情再多，对妈妈的关心和爱护还是不能少的，一定要多想办法，从病魔手中把妈妈夺回来！

慢慢地，小智发现，除了记忆力恶化的症状外，妈妈还出现了新的精神症状，她经常疑神疑鬼，怀疑有人要害自己，害怕有人要偷自己的财物，把家里的东西到处乱藏，藏存折、藏身份证、藏衣服，事后却又想不起来，怀疑每一个人。小诗在厨房的碗柜、床垫下、鞋柜里都找到过妈妈藏的钱。妈妈的脾气也越来越坏，变得不可理喻，经常莫名其妙地对家人发脾气；任性、固执，不肯好好吃饭，她昼夜颠倒，晚上不睡觉，却起来做饭。一天天折腾下来，小智和小诗都精疲力竭。因为照料妈妈的事情，小智和小诗吵过好几次架。

小智越来越觉得，原来要强、做事利索的妈妈似乎正在变成一个自己不认识的人，和阿尔茨海默病的拉锯战正在变得越来越没有胜算。小智开始认真地思考，是不是要把妈妈送到养老院去……

走投无路之下，他又找到了李教授，想寻求他的建议。

"我的妈妈最近记忆力越来越差，脾气也越来越差，感觉拗得很，脾气跟孩子一样，劝都劝不住，现在该怎么办啊？"

"随着脑功能的退化，大脑皮质对情绪的调节能力会逐渐减退，这种抑制能力的减退会让原始的情感反应更多地暴露出来，表现为焦虑、妄想、恐惧、幻觉、偏执、攻击等症状。"李教授耐心地解释说。

"就是，我发现，我妈妈一到晚上就总是怀疑家里要进贼，怎么劝都不听，我们应该怎么办呢？"小智问。

"是的，幻觉症状经常在下午或者晚上到达高峰，我们叫日落症候。这种症状多与睡眠紊乱和昼夜节律紊乱有关。我们建议增加自然光照暴露，最好是在早晨出去遛弯，多下楼转转，没事多晒晒太阳，脑内 5- 羟色胺合成多了，对白天的情绪稳定和晚间的睡眠都有帮助。午休的时间也不要太长，避免影响晚间睡眠，保持一致的睡眠和觉醒时间，养生中说的'晨食壮火，午泄残精'就是这个道理。"

"好的，李教授，但问题是，我妈闹得不行，很多时间都不听我们的，这些要求可能很难达到，我们白天还要上班，她一到晚上就折腾，折腾下来大家一天都没劲儿。"

"看来老太太的精神症状要比我们想象得严重，这种情况下我们要从患者的逻辑出发，解决患者产生异常行为的原因，比如有时候看到随风飘动的纱帘，会误以为窗后站人，产生恐惧；又比如有时候患者疼痛，但又说不出来具体哪儿疼，也是可能的诱因。当患者正对某件事很执拗时，我们要顺着老人的想法，尽量不要跟她起争执，有时可能打岔她就忘了。总之，对于阿尔茨海默病的患者，我们要像对待孩子一样有耐心，用智慧和爱心解决问题，这对照料者的水平是很大的挑战。"李教授说。

"是的，我妈最近非常偏执，有一次甚至怀疑我爱人要给她下毒，有什么药物能控制这些症状吗？"小智哭笑不得地说。

"现有控制痴呆患者精神症状的药物，多数还是建立在抗痴呆治疗的基础上，躁动的患者有可能对自己或他人造成安全风险，当我们评估患者具有攻击行为时，可以适当应用镇静剂治疗。"李教授说。

"我妈最近非常任性，闹起来像个孩子。我们白天还要上班，实在没有精力。朋友都在建议让我送老人去养老院，说那里有人照顾，还有其他老人陪说话，病也许能好得快一些。"小智说。

"随着疾病的进展，照料者的负担会越来越大。到了中晚期，痴呆患者已经无法独立完成日常生活，方方面面都需要有人照料，照料者也将会有相当大的体力和精神压力，我们鼓励他们及时寻求帮助，定期接受精神方面的指导。另外，加入专门的阿尔茨海默病病友会，和别的病友分享交流信息，相互鼓励和安慰，会让你感觉自己不是孤军奋战，可以控制和释放压力，也许能让这段路好走一些。"李教授同情地说。

"至于是否要将老人送去养老院，家家有本难念的经，我们很难给出一概而论的推荐。一方面，养老院可以减轻子女的压力，有专人陪护，老人可以得到更好的医疗救助；和居家养老比起来，老人的生活会更有规律，有一群和自己年龄、阅历相仿的朋友，聊聊天，说说话，时间会过得快一些，病情进展可能会慢一些；但另一方面，中到重度痴呆患者对环境的变化非常敏感，离开熟悉的居住环境和生活方式，可能会加重他们的焦虑和不安，亲人作为照料者也对患者原先的生活细节更了解一些，需要综合考虑。"李教授补充道。

从李教授那里回来，小智和小诗又讨论了好久，纠结了好久，最后，小智还是决定，把妈妈留在家里继续生活，自己和妻子向单位申请，调动到一个不太频繁出差的岗位，下班了就早早回家，以便多陪伴妈妈，还从老家请了远房的亲戚来帮忙和父亲一起照顾妈妈。

日子一天天过去，小智妈妈的病情在逐渐加重。慢慢地，小智发现，除了父亲、自己和妻子，妈妈对其他人都认不出来了。她腿脚也变得越来越不好，站都站不住，在椅子上也坐不住，一扶上去就往下滑，没办法，只好买了防褥疮气垫床，让妈妈在床上半躺半卧。但每隔 5 分钟，妈妈就闹着要下床上厕所，如果不让她去，她就会大哭大闹。父亲已经完全没有力气做这些事了，因为老人腿脚不便，完全得靠保姆和自己抱着，几趟下来，累得满头大汗，精疲力尽。到后来，妈妈吃饭也不行了，什么东西都只吃一小点，吃的东西只能打成糊糊，用小勺一点点往里喂，折腾下来，妈妈话越来越少，人也越来越瘦，小智已经不再追求妈妈痊愈，也不再期待变好，只希望她能开心地过好每一天。但这些简单的愿望似乎也越来越难实现，小智越来越觉得，自己能陪妈妈的日子不多了。最近两天，妈妈又出现了发热的症状，退烧药吃了体温也降不下来，走投无路之下，他把妈妈送到了医院，找到了李教授。

"李教授，我感觉妈妈现在的病情已经到了晚期，已经慢慢不认识我们了。我感觉妈妈还在，但似乎妈妈也不在了。她吃饭也没有什么食欲，小便也不受控制。李教授，像我妈妈这种情况，最多还能撑多久呢？"小智悲伤地问李教授。

李教授说："决定阿尔茨海默病患者寿命最大的因素并非这个疾病本身，而是并发症。调查显示，感染、发热、进食问题都是晚期阿尔茨海默病患者要应对的威胁。除此以外，骨折、心肌梗死、脑梗死也与死亡有关。这些情况出现后，患者常常很难撑过半年。

进食障碍是晚期痴呆的一个重要标志，因为吞咽困难或者原有的抑郁加重，很多患者都可能丧失进食能力和意愿。作为照料者，可以尝试采取多种方式以改善患者的进食状况，比如提供手抓食物或者较小份食物。尽量在患者清醒的时候喂食，有必要时可以给予肠内营养。但是从舒适的角度出发，我们不太推荐晚期痴呆患者采用鼻饲，而且现有证据并未发现管饲可以延长晚期痴呆患者的生存期，管饲带来的不适感还有可能诱发患者产生激越的情绪。进食既要保障足够热量的摄入，也不要带给患者额外的痛苦。

感染和发热也是晚期痴呆患者死亡的危险因素。当患者发热时，就需要寻求医生的帮助。根据这次尿培养的鉴定结果，我们确定老太太这次发热的病因是泌尿系统感染。用点抗生素，等尿培养结果转阴后，就可以出院了。"

听到医生让自己妈妈出院，小智一下慌了，他本想着这次还能多住几天院呢，没想到这么快，于是他央求说："李教授，让我妈妈在医院多待几天行不行。"

李教授同情又坚定地说："阿尔茨海默病发展到晚期，我们都要严肃地回答一个难以避免的问题，到底是希望我们的亲人更长时间地生存，还是尽量提高舒适度，减轻他们的痛苦？作为儿女，我们倾向给妈妈提供更加积极的治疗，但同时也要考虑她自己的愿望。这个问题没有提前想好，无限制的积极医疗会给患者带来更长的住院时间和更高的费用支出，但并不会带来更高的临终医疗满意度和结局。更长的住院天数会给患者带来更高的抗生素滥用风险和多重耐药菌定植率。研究显示，相比未接受抗生素治疗的患者，接受抗生素治疗的患者虽然可以延长生存期，但也有更差的舒适度。如果我们的治疗目标只是减轻患者痛苦，那过度积极也许不是一件好事。"

看到小智有些失落，李教授安慰他："不过，研究显示，晚期痴呆患者通过口服给药或者静脉给药方式在改善生存率方面并没有太大差别。如果感染再度复发，我们也可以通过口服给药控制感染。"

看到小智默不作声，李教授又安慰他说："小智，你已经做得很好了。我们都是普通人，因此，有时候我们会失去耐心；有时候我们会觉得无法提供想要给予的所有照顾。但请记住，我们已经尽了最大的能力，作为照料者，不应该感到内疚。毕竟所爱的人需要你，而你就在她身边，这本身就是一件值得骄傲的事。如果你所爱的人能够体会，他们一定会感谢你的。"

是啊，对于一直陪伴妈妈的自己来说，看到自己爱的人生命就像花朵一样凋零，是一个充满煎熬的过程，更难的是作为照料者要见证并接受这个过程。小智看着病床上已经认不出自己的妈妈，泪水打湿了眼眶，想起她刚刚确诊阿尔茨海默病，还没有失去决策能力之前，就曾经告诉过自己，她希望自己在最后的路上也像花朵一样温暖地谢幕，小智下定了决心，带妈妈回家，要陪着妈妈，在家里安宁、平静而有尊严地走完这最后的一段路。

最后，小智的妈妈还是走了。小智的心里非常悲伤，但却没有很多的遗憾。因为他知道，在妈妈最需要他的时候，他陪在妈妈身边，虽然缺少一个郑重的道别，但他看到了妈妈的背影，目送了妈妈的远行，就像自己小时候离家上学一样。虽然妈妈已经再也想不起自己的名字，但自己永远记得妈妈，因为妈妈永远住在自己心里。

（霍康　王瑾）

第三节　写给未来的某个日子

父亲因为心脏病住院了，住进病房后，就让小智回家给自己拿一本相册来，还指明要 2020 年的，说是这样才不会觉得寂寞。小智夫妻俩觉得老人家古古怪怪的，有点好笑。

从医院回来，小智夫妻俩就去了父亲的房间，看到书橱里整齐码放的相册，不禁有些惊讶，于是抽出几本坐在桌前翻看，一本本相册右下角贴着年份，抽出其中一张照片，背面是父亲工整又秀气的字，写着拍照地点和日期。

早已习惯看电子相册的小智想起每次家庭出游归来，总有些时日，父母会来来回回找小智要照片文件去打印，工作繁忙的小智有时会觉得烦，因为他觉得照片打印出来也没地儿放啊？！后来，父母好像不怎么找自己要照片了。小智鼻头一酸，记起来，他们坐在电脑前选照片，拿着 U 盘去打印店的样子。

看着相册里的父母，小智陷入了沉思。母亲在被诊断出是阿尔茨海默病后，父亲最爱做的事情，就是将一本本的相册翻开，和母亲一起回忆过去，母亲零零星星记得某些事情时，父亲总是满面笑容，大声说："对啊，对啊，就是那里！"这样的光景有多久了，小智甚至都不能回忆。

2020 年的相册里，大多是父亲用手机拍摄母亲的照片，那时母亲的记忆已经被阿尔茨海默病摧毁了很多，路也不太能走，父亲依旧尝试带着母亲一起去逛街，在过去生活、工作过的地方拍照，母亲憨憨地微笑着，有时站着，有时坐在轮椅上。之后就没有母亲出门的照片了，隔了一年的几张也是母亲在疗养院病房的照片。

母亲去世后的这一年，父亲一个人很少出去旅行，照片也少了很多，照片背后的字也显得寥落。

最近的日期是两个月前，只有两张照片。一张照片上，父亲正咧着嘴对着镜头笑，背后只有三个字"记住我"。一张照片上，父亲拿着母亲的照片拍的合影，背后还是三个字"想你了"。

望着照片中的父亲，小智想起母亲去世前的那年，一次母亲因为食物误吸入肺部引发感染去住院，父亲跟前跟后忙个不停，主治医生李大夫提醒道："你父母感情好，这是你母亲维持较好心理状况的原因，但你父亲年纪大了，照顾你妈妈耗心神耗体力，也要保重身体。"

小智想起母亲诊断为阿尔茨海默病时，自己和父亲一起去参加医院科普课堂，在那里学习了很多知识，更学到了如何互相支持。

患者确诊后的中位生存期大概是 8 年，阿尔茨海默病患者会由于运动功能丧失，容易跌倒，卧床进食或吞咽困难，容易导致食物误吸入肺部引发感染，这些都是导致生命终结的风险。父亲对于老师所说的"适合的时候请专业护理人员，或者去专业安宁疗养院会对双方都有好处"也很认同，记得那次听完课后回到家，父亲微微红着眼，拉着母亲的手说"哪天我照顾不动了，就请更专业的人来照顾你，我们可以在一起久一点。"

后来，母亲住进了安宁疗养院，父亲每天像上班一样，早出晚归，直到母亲离世。

小智将 2020 年的相册装进包，对妻子说："我马上给爸爸送过去。"心里还想着，等父亲出院，要常常带父亲一起出去走走，拍照，和父亲一起做相册。

第四节　那些难以终结的痛苦

从医院回到家，小智刚好接到在国外留学的女儿打来的视频电话，听说爷爷病了，有点担心。小智聊起今天送相册去医院的情形，不禁感伤地对女儿说："你爷爷这些年照顾你奶奶很辛苦，他是多么舍不得你奶奶离开。"女儿在视频那头沉默了一会儿说道："爷爷对奶奶真好。不过，爷爷幸好有你和妈妈一起帮着照顾奶奶。"

一句话，让小智不由得鼻子一酸，想起女儿前几日发过来的一则纪录片，84 岁的英国老人劳伦斯杀死了自己陪伴 62 年且患有老年痴呆的妻子。法官认为劳伦斯可能因长时间照顾老伴而患上了一种名为"适应障碍"的疾病，让劳伦斯在做出理性行为时受到很大程度的影响。

小智看到这个纪录片时，对"适应障碍"这个名词特别有感触。因为母亲较早诊断出阿尔茨海默病，一路看着她的记忆一点点被破碎掉，所幸的是，那时女儿已经读大学，一家人全部的精力都放在照顾母亲身上。最重要的是要感谢小智的太太，她是一名心智成长进化教练，在家人惊恐面对母亲确诊阿尔茨海默病时，支持家人彼此连接，一起带着开放的心态应对这个事实。在母亲尚清醒的时日，父亲甚至带着老伴一起研究阿尔茨海默病，父亲也在这个过程中加强对阿尔茨海默病未来发展的心理预期，在母亲发展到疾病中晚期后，能够接受送去安宁疗护。回忆起过去 8 年来，小智觉得与母亲这一场漫长的告别，有痛苦，但也转化成了一场对生命的认知历险。

实际上这样的告别所包含的痛苦，足以将一个人的从容甚至一个温暖的家庭摧毁。曾经有一个家庭，外孙升小学和外婆确诊阿尔茨海默病同时发生，外公提前退休，与一个保姆共同照顾外孙和自己的妻子。照顾一个患有痴呆的患者远比照顾一个普通患者更加辛苦。痴呆患者不仅智力在退化，而且身体不听指挥，与普通患者相比，他们的配合度极低，遗忘、出走、提醒，反反复复。大冬天半夜，老伴会突然要求穿背心出门逛街，一家人起床制止她，她大吼大叫。有时走在路上会突然随地大小便，外公只能在周围人异样的眼光里拖她回家。这样的生活让一家人濒临崩溃的边缘，读小学的孩子日日惶恐不知所措，女儿小娜提出把母亲送到养老院，遭到父亲的强烈拒绝，因为担心养老院虐待老人，况且老伴现在智力有问题，更不能让人放心。然而，随着时间的推移，小娜父亲也感到身心疲惫，长期的精神烦闷和压抑让他心律失常和血压升高，一家人的生活彻底被打乱了。

小智的女儿有一次在谈起阿尔茨海默病时，问了一个问题："精神疾病有专门的医院可以住院治疗，阿尔茨海默病是不是应该有更多专门的医院可以住院？"

小智想了想说道："未来或许会有。"

小智心里的声音是：如果住院，该怎样制订治疗方案呢？毕竟医生总是要尽力治疗的。想起母亲在安宁疗护期间，自己看着母亲连吞咽都无法自控时的痛苦，小智不禁暗自神伤。

第五节　有些事情可以预嘱咐

周末的晚上，小智妻子回家后对小智聊起今天参加的一个公益活动，了解到一个有意思的概念——生前预嘱，并告诉小智，这在《深圳经济特区医疗条例》2022 年 6 月新修订稿第七十八条有规定："收到患者或者其近亲属提供具备下列条件的患者生前预嘱的，医疗机构在患者不可治愈的伤病末期或者临终时实施医疗措施，应当尊重患者生前预嘱的意思表示。"

小智很好奇，"生前预嘱能起到什么作用呢？是遗嘱吗？"小智妻子解释说，不是遗嘱，这个只是针对医疗，里面包含有"临终决定权"的意思。原来生前预嘱是指患者在意识清醒、具有决定及表达能力时，预先对失去表达能力时想要进行的医疗救治手段的一种提前指示。生前预嘱包括"我的 5 个愿望"，内容分别是：我要或不要什么医疗服务；我希望使用或不使用生命支持治疗；我希望别人怎样对待我；我想让我的家人和朋友知道什么；我希望谁来帮助我。

小智非常惊叹："这 5 个愿望真的太棒了！"

两人搜索了下资讯。原来，早在 1976 年 8 月，美国加州首先通过了"自然死亡法案"，允许患者依照自己的意愿不使用生命支持系统自然死亡。此后 20 年间"生前预嘱"和"自然死亡法"扩展到几乎全美国及加拿大。1990 年，美国危重症医学会和胸科学会先后发表了两个标志性文件：一是当 ICU 医生确认无益时，应当允许停止全部治疗；二是患者和患者的代理人有权决定是否治疗。2006 年中国首个推广"尊严死"的公益网站创立，7 年后，在这个网站的基础上，北京生前预嘱推广协会成立，也成为第一个在国内推广生前预嘱的社会组织。

尊严死是什么意思呢？它和安乐死有什么不同？面对小智的疑惑，小智妻子将在公益活动中老师分享的内容向小智一一解释：尊严死不等于安乐死。安乐死在我国和很多国家都是不合法的。尊严死，是在临终时放弃心肺复苏、气管插管等抢救措施的做法，即不再做延命医疗措施，属于自然死亡。患者进入生命的最后阶段，个人意愿既难以表达，更难得到尊重。尤其当各种导管插进患者身体后，患者说话交流的机会丧失，表达想法几乎不可能，即使因过度抢救导致患者十分痛苦，也只能被动忍受，直到生命结束。有了生前预嘱则不同，临终抢救是否采取插管、心肺复苏等创伤性抢救措施，是否使用生命支持系统等，患者可事先做好安排。生前预嘱具有法律效力，不用担心医生和家属会随意更改。对于一些自我意识丧失而无治愈希望的患者，可由亲属凭借他们的生前预嘱向医院、法院等提出停止治疗的要求而死亡。生前预嘱可以使患者摆脱凄惨状态，亲属也可以避免最后眼看着亲人受苦却无能为力的绝望之苦。

小智想起母亲，如果不是妻子对父亲的心理辅导，即便是开明的父亲也可能无法接受在母亲疾病晚期时送她去医院接受安宁疗护。如果那时母亲有生前预嘱，或许就不会多受痛苦了。

深圳能将生前预嘱入法，以法律的权威性保障了生前预嘱的实施，对于不堪忍受过度抢救之苦的临终患者是一大福音，可以说，事先立下预嘱就是为了临终时的安宁疗护和获得高尚而尊严的死亡选择。

第六节　有支持才能穿越艰辛

华姐每周日上午都会来到街心花园的小图书室，静静地坐在那里，有时候拿本书，更多时候是坐在那里发呆，一次图书室的志愿者炳仔过来和华姐聊天，才知道，华姐的家公患上了阿尔茨海默病，这两年华姐辞职待在家里照顾家公，已经让自己心力交瘁，但是，日渐病重的家公居然开始咒骂自己，说自己虐待他，这让华姐情绪低落，好在老公也意识到再这样下去会出问题，每周日上午老公会在家里照顾自己的父亲，让华姐有个喘息的机会。华姐说，每周这半日的偷闲真的能救命，有时候也想学着姐妹们去唱歌跳舞，但总没有心情，就在这个小小的图书室靠着窗坐个半晌也算是休息吧。

炳仔就住在附近，周末总会抽一天时间在这家社区图书室做义工，听了华姐的故事，非常震撼，查了资料发现中国目前有近千万的阿尔茨海默病患者及家庭，他们用尽全力与阿尔茨海默病斗争，一位看护者要的是身兼数职的全能超人，但痛苦的是这场战斗的结果都是苦涩难忍的，不仅它的终点是死亡，而且随着病情逐渐加重，患者还会变得偏执或极具攻击性，甚至可能会针对亲人，将照料者推向情绪的绝望深渊。像华姐这样的，能够每周拥有这样的半日偷闲也似乎是少数吧。

正是这一场谈话，让炳仔有了想法，不能让华姐这样的照护者孤军奋战，他们也需要被看见与被关怀。于是炳仔找到主管社区图书室的社工机构发起了一个公益项目"周日上午加油站"，招募有经验的社工组建志愿服务队，专门为阿尔茨海默病患者家庭的照护者提供半日的替换服务，让他们获得喘息的机会，同时社工还通过链接专业医院、服务机构开设照护者培训班，提升照护者的应变能力及心理承受能力和转化能力，进而增强照护水平和质量，也为他们举办心理咨询活动。

华姐和老公参加了炳仔发起的这个公益项目的启动仪式，华姐动情地说："感谢老公的同理心，是他及时发现自己开始变得愤怒、悲伤，产生情绪波动，他能理解自己会头痛或腰痛，甚至会出现注意力难以集中及睡眠问题的现象，用实际行动给予自己心理上的关怀，以及分担照顾的重任，因为理解和支持，一家人才能共同想办法克服困难。"华姐也向炳仔的关心表示感谢，让我们这群人有了一个互助的共情圈。

炳仔在项目启动仪式上，也呼吁所有日夜辛劳的患者家属们多照顾自己，像华姐一样确保自己至少有一点时间做自己喜欢的事情，与朋友保持联系，保持自己的兴趣爱好，同时，还可以加入一些阿尔茨海默病护理人员在线社区，分享经验，彼此支持，这是一段只有彼此支持才能勇敢穿越的艰辛历程。

坐在台下的小智听着炳仔的话，不禁红了眼眶，小诗默默拉起小智的手，轻声说道："我们也一起来支持炳仔，妈妈一定很希望我们这样做。"

（张媛媛）

第五章

我们该如何预防阿尔茨海默病

第一节　阿尔茨海默病的危险因素

得知自己婆婆确诊为阿尔茨海默病，小诗的心情非常复杂，实在想象不出以后她会变成什么样子，更重要的是，她在心里还有深深的恐惧。听家里老人说起，小智的外婆年轻时精明又能干，老了后也糊里糊涂，去世前也认不清自己的儿女，她担心小智的家庭可能有阿尔茨海默病家族史，自己深爱的人老了后，会不会也得这个病呢？重要的是，从现在开始，到底要怎么做，才能预防阿尔茨海默病呢？怀着这样的疑虑，她拨通了自己的朋友何医生的电话，想寻求一些建议。

"这可是个复杂的问题，一两句话说不清楚，这样吧，咱们约半天时间，好好聊聊这个话题。"何医生在电话那头回答道。

于是，在一个下午，小智和小诗在约定的时间，出现在何医生的诊室里。

小智说："何医生您好，我妈妈确诊了阿尔茨海默病，我们都为她的病情着急。另外，我最近也对阿尔茨海默病的危险因素比较担心，想咨询一下有哪些预防措施？作为有家族史的人，我们应该怎样提前做好准备呢？"

何医生说："阿尔茨海默病是一种神经退行性疾病，主要表现为记忆力减退、思维能力下降、情绪不稳定等症状。该病的发病机制尚不清楚，有多种因素都可能导致该病的发生。这些因素包括年龄、遗传、环境、生活方式等。其中，年龄、基因等都是不可控制的危险因素。"

小智有点疑惑："不可控制的危险因素？"

何医生答："是的，比如年龄，研究发现，年龄仍然是阿尔茨海默病的最强风险因素。60 岁以后，阿尔茨海默病的发病率大约每 10 年增加一倍。总的来说，大约 85% 的痴呆病例发生在 75 岁及以上的老年人身上。"

"另外，你说的家族史，也是一个不可改变的危险因素，携带有 *ApoEe4* 基因会增加患阿尔茨海默病的概率。如果父母有痴呆病史，那么儿女患阿尔茨海默病的风险会相对增加约 2 倍。幸运的是，这一风险会随着父母确诊痴呆时年龄的增加而逐渐下降，比如当父母是在 80 岁以后被诊断为阿尔茨海默病的，那儿女的风险几乎没有增加。

但这并不意味着我们就要接受命运的安排，近几十年来几个大型队列研究都显示，只要保持良好的健康生活方式，早期控制好危险因素，是可以延缓或者预防疾病发生的。"

小智问："那我应该怎样保持健康的生活方式呢？"

何医生说："民以食为天，要健康饮食。饮食上应当多吃水果、蔬菜、豆类、全谷物和鱼类，减少摄入高胆固醇、高脂肪和高热量的食物。这类饮食也有益于心血管健康，可降低出现高血压、2 型糖尿病等医疗状况的风险。此外，用橄榄油烹饪，补充 ω-3 脂肪酸的摄入，如深海鱼油、亚麻籽油、核桃油等对痴呆的预防也会有帮助。"

小诗在一旁点了点头："看来，遵循富含蔬菜、水果和精益蛋白质的均衡饮食就没错。"

何医生继续说："是的，健康的生活方式还包括规律锻炼，可以提高心肺功能，增强肌肉力量，改善血液循环等，从而减少患阿尔茨海默病的风险。建议您每周进行至少150分钟的中等强度有氧运动，如快走、跑步、游泳等，这些都会减少认知能力下降的风险。另外，参加体育活动还可以减少社会孤立，降低患抑郁症的风险。对这些危险因素的控制，对保持身体和心理的健康都有帮助。"

小智继续问："除了身体锻炼和饮食，还有其他方面的预防措施吗？"

何医生："是的，保持社交活动和学习新事物也可以降低患阿尔茨海默病的风险。研究表明，经常参加社交活动和学习新事物可以激活大脑的可塑性，促进大脑神经元的生长和连接，从而保护大脑免受老化和退化的影响。这被我们称为增加认知储备，所谓'手中有粮，心中不慌'。离开学校也不要紧，要树立终身学习的习惯，如学习外语、乐器等，都是很好的锻炼。"

小诗在一边说："我丈夫有高血压和糖尿病，这会增加他患阿尔茨海默病的风险吗？"

何医生："是的，高血压和糖尿病是阿尔茨海默病的危险因素之一。尤其是中年期间的高血糖和高血压，都会增加患阿尔茨海默病的风险。即便是非糖尿病患者，也不可掉以轻心，研究显示，较高的葡萄糖水平与更高的认知障碍风险相关。研究者认为，胰岛素抵抗在其中可能扮演了重要的角色。因此，控制这些疾病非常重要。您应该遵循医生的建议，按时服药，定期监测，保持血压和血糖的正常水平。"

小智喃喃自语地说："看来高血糖和高血压都不是什么好情况。"

何医生看出了小智的疑惑，继续解释道："这并不是说血糖、血压、血脂这些都降得越低越好，就拿血糖来说吧，有研究显示2型糖尿病患者中，低血糖发作史越多，反而与越高的痴呆风险相关。血脂也是，高胆固醇血症可能增加患阿尔茨海默病的风险，但在高龄患者中，高胆固醇水平者反而痴呆的患病率低。事实上，关于阿尔茨海默病的发病机制我们还有很多未知的领域，也许是过犹不及吧。但无论如何，控制代谢综合征，控制中年肥胖，都可以降低患阿尔茨海默病的风险。"

"代谢综合征是什么？"小智不解地问道。

何医生喝了口水说："代谢综合征是一组心血管风险因素疾病的统称，包括肥胖、高血压、胰岛素抵抗和血脂异常。代谢综合征不仅会增加心血管疾病死亡率，也可能会增加老年痴呆的风险。"

"为了咱们这个家，你一定要下定决心把肚子上的赘肉减下去，"小诗对小智嗔怪道，"还有，何医生，他生活习惯也不好，应酬也多，烟酒也不离手，我怎么说他都不听，您帮我说说他，这也可能引起阿尔茨海默病吧？"

"是的，戒烟和限制饮酒也可以降低患阿尔茨海默病的风险。过量饮酒会损害大脑细胞，增加患阿尔茨海默病的风险。

吸烟也有可能增加中老年人痴呆的风险，研究认为，这可能与增加了罹患心脑血管并发症的风险有关。还有就是二手烟最好也别吸啊。"何医生继续提醒说。

"是是是，要减肥，以后不抽了，不喝了。"小智不好意思了。

"他呀，一扑在工作上面就不要命，天天加班，天不亮就走，晚上我睡着了他才回来。有段时间更是天天住在单位里，我一问每天只睡四五个小时，担心得不得了。这不 45 岁不到，头发都熬秃了。"小诗在何医生面前，倒是没给小智留一点面子，继续数落着。

看着这两口子，何医生笑着说："睡眠不足或睡眠质量差会导致大脑神经元的死亡和退化，增加患阿尔茨海默病的风险。因此，保持良好的睡眠习惯非常重要。建议您每晚要保证充足的睡眠，睡眠时间 7～8 小时，保持规律的睡眠时间，避免熬夜和过度劳累。别忘了，睡眠可是清除脑内废物的重要环节啊。"

"另外，长期的压力和抑郁情绪会导致大脑神经元的死亡和退化，增加患阿尔茨海默病的风险。因此，您应该学会应对压力，要适时调节情绪，保持心理健康。"

"看来，预防阿尔茨海默病和保持良好的生活习惯分不开啊。"小智感叹道。

"是的，这些建议对老年人也同样有效。除了前面提到的这些危险因素，空气污染、心房颤动、慢性肾病、听力损失、阻塞性睡眠呼吸暂停等也与阿尔茨海默病有关。"

何医生耐心细致的解释帮助小智和小诗解除了心头的疑惑，最后小智满意地说："谢谢何医生，我会注意的。"

何医生："不客气，预防阿尔茨海默病并没有特别的灵丹妙药，而是需要持之以恒的坚持，需要从现在做起。如果您有任何其他问题或需要进一步的建议，请随时与我联系。"

（霍康 王瑾）

第二节 阿尔茨海默病与睡眠

小智发现母亲最近好像睡眠出了点问题，这天吃完饭，他和爱人小诗聊起了心里的疑惑。

小智说："咱妈之前本来睡觉就有点困难，这些年又是锻炼又是调理，才好了一点儿，最近怎么感觉晚上老是在床上翻来覆去，是不是有什么问题啊？"

小诗点点头："我也发现了，妈虽然之前也睡得不好，但是最近好像入睡更困难了，晚上起夜次数也多，白天有时候反而一直打盹，好几次我看妈看着电视都睡着了，那还是她最喜欢看的电视剧呢。"

小智想了想说："专业的问题咱们还得问专业的人，这样吧，咱们再找李教授给妈好好看看。"

小智马上预约了李教授的门诊，准时来到了诊室。

见到李教授，小智跟李教授说出了自己的担忧："我母亲最近睡得少，这个要不要紧啊？"

李教授听完问题，认真地回答道："要回答你的问题，我们先得明白睡眠对我们的意义是什么。

我们都知道，正常的睡眠是人体维持生命活动所必需的，充足的睡眠时间和良好的睡眠质量对于人体十分重要，睡眠过程中新陈代谢速度变慢，有利于组织生长和体能恢复。

上行网状激活系统中的神经传导物质对大脑的唤醒扮演重要的角色，食欲素能够维持唤醒系统运作，随着清醒时间的延长，体内产生的 γ- 氨基丁酸、腺苷等物质就像'睡眠诱发分子'，产生抑制作用，还有大脑的视交叉上核作为'生物钟'进行调控，睡眠与清醒就像小朋友的跷跷板一样此消彼长。"

小智点了点头，又问道："为什么正常的大脑功能在长期的失眠后会受损，并且需要睡眠来恢复呢？"

李教授回答："睡眠过程中身体可修复和更新老化死亡的肌肉和其他组织细胞；同时，通过梦境等过程，使大脑重新组织和整理记忆；也能降低人体能量消耗，节约能量。

最新的研究表明，在清醒的过程中，脑组织不停地产生代谢物，就像电脑一直工作产生的缓存文件一直累积，在睡眠的过程中，脑内就有像'清道夫'一样的系统，把脑内的'坏'东西和'废'东西带出脑内，这样一觉醒来，压力和疲惫就会一扫而空。"

小智说："我知道睡眠对我们有很重要的意义了，那我母亲到底每天需要睡多久呢？"

李教授耐心地回答："这个问题看似简单，但是因为睡眠的生理基础仍然没有完全清楚，目前没有标准答案，不过我可以根据目前的人群研究结果，给你一点推荐意见。

　　人们常说的'人越老，觉越少'其实也是有一定道理的，从新生儿推荐睡眠时间 14～17 小时，健康成年人每晚需要 7～9 小时的睡眠，到老年人睡眠时间需要 7～8 小时，睡眠总时长确实是相对变少了。"

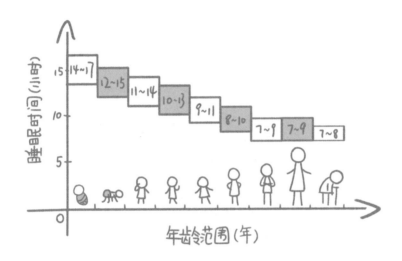

　　"不过，睡得少也不是老年人的专属，目前睡得少、睡不好逐渐成为年轻人的普遍痛点。越来越多的人睡眠时间少于 7 小时或不超过 8 小时。现在的很多年轻人熬夜至零点以后，属于当之无愧的'熬夜冠军'，现代生活习惯（如在卧室使用手机等设备、饮用含咖啡因的饮料）也影响了睡眠时间和质量，研究表明睡眠不足 7 小时的人群比例增加 25%；入睡时间延长成为普遍现象，辗转反侧半小时仍无法入睡的人增加 14%，自认睡眠较好的人群则减少了一半。"

　　小诗听了李教授的话，若有所思地问道："李教授，您说'睡得好''睡不好'，是人们常说的'浅睡眠'和'深睡眠'吗?"

　　李教授回答道："你说到点子上了，在日常生活中，人们常常谈论着'好睡眠'和'差睡眠'，'浅睡眠'和'深睡眠'，也经常会有这样的体验，我们有时会在醒来时感到精疲力竭，即使这一觉睡了很久。这可能是因为没有足够的深度睡眠。事实上，直到 20 世纪下半叶，科学家才开始注意到除了睡眠的'量'，睡眠的'质'也很关键。"

小诗赶紧追问："什么是睡眠的'质'呢？"

李教授笑了笑："什么决定睡眠的'质'？目前认为我们的睡眠过程不是一成不变的，正常睡眠分为两个时相，随着睡眠加深可以分为非快速眼动睡眠（也称为慢波睡眠、NREM 睡眠）和快速眼动睡眠（也称为快波睡眠、REM 睡眠），两者可以相互转化，一个睡眠周期持续 90～110 分钟；大多数成年人每晚完成 4～6 次循环。"

"NREM 睡眠由浅至深又可分为四期（S1～S4）。第一、二期称浅睡期，第三、四期称深睡期。深睡期对恢复精神和体力具有重要价值。在整个慢波睡眠中，由于副交感神经活动占优势，可使心率减慢，血压降低，胃肠活动增加，全身肌肉松弛等。"

"当进入 REM 睡眠，人会做梦、肌张力降低、不规律的闭眼运动和大脑活动水平升高。体内各种代谢功能显著增加，以保证大

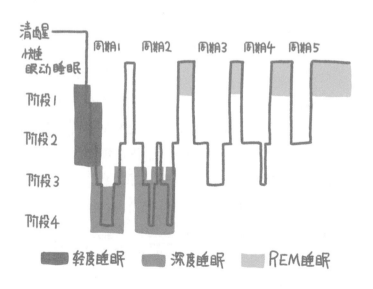

脑组织蛋白的合成和消耗物质的补充，使神经系统正常发育，并为第二天的活动积蓄能量。"

小智和小诗说原来睡眠还有这么多的学问，那赶紧问问母亲的情况到底是怎么回事，是不是和阿尔茨海默病有关系呢？

李教授看出小智的担心，说："睡眠障碍确实是阿尔茨海默病患者常见的临床症状，在临床上会伴随整个疾病的病程，严重影响生活质量。而且，睡眠障碍与阿尔茨海默病可相互影响，早期正确地治疗睡眠障碍有助于延缓阿尔茨海默病的疾病进展。"

李教授问小智："那您母亲目前睡得不好主要表现在哪些方面呢？"

小智回答："我母亲早些年睡觉就不太好，最近出现白天睡觉多，晚上睡觉少，好像睡颠倒了，夜里总是翻来覆去。"

李教授说："这可能是出现了睡眠昼夜节律紊乱，阿尔茨海默病患者的睡眠障碍主要有以下几个方面的突出表现。

失眠：主要是指在有条件睡眠且环境适宜的情况下，出现入睡困难、睡眠维持困难、早醒、日间疲倦、睡眠质量差等睡眠问题；

昼夜节律紊乱：主要是机体的24小时为周期的节律性发生变化；

白天睡眠过多：患者在白天应该维持清醒的主要时段不能保持清醒的状态，出现难以抑制的困倦，甚至突然入睡；

睡眠呼吸障碍：主要是指睡眠期间出现的呼吸节律异常以及通气异常为特征的疾病，可能与注意力和执行功能下降有关。"

小智想了想，母亲确实是出现了昼夜节律紊乱的情况，他又补充道："我发现母亲在天快黑的时候总是心烦意乱，走来走去，有时候还自言自语，持续到夜里，不能好好休息。这是为什么呢？"

李教授点了点头，回答说："你母亲可能出现了'落日征'，这是阿尔茨海默病比较常见的睡眠障碍，在傍晚出现更为明显的行为紊乱，有时持续整个晚上，表现为激越、对外界刺激注意力降低、思维和语言紊乱、异常运动、知觉紊乱及情感紊乱。虽然确切原因尚不清楚，但这些变化可能是由于对大脑的影响造成的。"

小智说："好的，现在我觉得母亲可能确实是存在睡眠障碍了，那需要做什么检查吗？"

李教授回答："睡眠障碍诊断的第一步是初步病史评估，就像刚才我们讨论的内容；第二步是进行相应的量表评估，包括匹兹堡睡眠质量指数量表（PQSI）、爱泼沃斯嗜睡量表（ESS），还可以通过自己记录的睡眠日志评估；第三步是通过专业的睡眠监测设备评估，这也是确定睡眠障碍严重程度的最佳方法。"

小智说："是要住院才能做吗，睡眠监测是什么意思？"

李教授回答："现在的便携设备很多，可以在家里佩戴数夜来进行初步监测，准确地监测入睡时间、清醒的时间、心率等。再者就是使用多导睡眠监测进行更彻底的检查，检查期间需在睡眠监测中心过夜睡眠，监测指标包括呼吸、心率、通过鼻的气流和血氧水平等，这些指标的评价有助于医生区分是否存在呼吸暂停，以及具体的类型。"

这下小智清楚了很多，又继续追问："那需要药物治疗吗？"

李教授解答道："是这样，不是所有的睡眠障碍都需要马上吃药。对于阿尔茨海默病合并睡眠障碍的患者，首先应采取认知行为疗法，通过行为干预来调节睡眠周期。例如：①保持一个稳定的、舒缓的睡觉时间和规律的起床时间；②如果晚上难以入睡，尽量避免白天小睡，或者限制午睡时间在半小时到一小时；③鼓励每天锻炼，早晨或傍晚规律地接受光照，晒晒太阳；④评估有没有任何可能的身体不适或情感障碍导致睡眠困难，比如疼痛或抑郁；⑤晚餐后不要吃喝太多，尤其是含有咖啡因的饮料；⑥让患者在睡觉前使用厕所。"

李教授继续说："当然，如果认知行为疗法效果不好，可应用改善睡眠的药物，但是不能道听途说，一定要在医生的指导下进行药物治疗。

目前有一系列的药物用于治疗睡眠障碍，每一种都有特定的疗效和可能的风险。褪黑素是在松果体细胞中合成的，能参与调节睡眠觉醒周期，研究表明使用褪黑素治疗失眠及调节生理性睡眠觉醒周期有一定效果，但目前结论尚不确切。

镇静催眠药物包括苯二氮䓬类（BZDs）以及非苯二氮䓬类（non-BZDs），人们常说的'安眠药'有很多都是这一类的药物，能够减少睡眠潜伏时间以及改变睡眠结构来达到镇静安眠的效果。在一般人群中经常被用来调节睡眠。不过这类药物对于认知功能的影响目前尚有争议，长期使用甚至可能增加阿尔茨海默病的患病风险。非苯二氮䓬类安眠药物可能副作用更少，晨起残余镇静效应及跌倒风险较低。

抗精神病药通常用于控制阿尔茨海默病患者的行为表现和神经精神表现，有时也可以用于治疗其他措施失败后的改善失眠治疗。需要注意的是，这些药物会增加镇静后继发跌倒的风险，有些可能有严重的心脏副作用。

除此之外，如果患者合并睡眠呼吸暂停低通气综合征，可以进行持续气道正压通气，减少阿尔茨海默病患者白天过度嗜睡，提高睡眠质量，延缓认知功能恶化。"

小智听完李医生的讲解后，基本明白了他母亲确实存在睡眠障碍，需要再进一步进行量表的测评，必要的时候需要完善睡眠脑电监测，可以先应用认知行为疗法调整睡眠，如果还是达不到效果，需要进一步调整用药，这可能是个长期的过程，需要母亲和家属来共同努力。

（卫萌 王瑾）

第三节 阿尔茨海默病与营养

小智："我周围的亲戚朋友听说我妈妈得了阿尔茨海默病都很紧张，平常在饮食方面，我们可以做哪些来预防阿尔茨海默病呢？"

李教授："健康、合理、规律的饮食方式能够延缓认知功能下降，预防阿尔茨海默病。"

小智："有哪些饮食方式可以预防阿尔茨海默病的发生呢？"

李教授："良好的饮食方式通过摄入各种必需营养物质，均衡代谢以起到保护认知、预防衰退的作用。目前研究比较多的地中海饮食就是一种比较均衡的饮食方式。"

小智："什么是地中海饮食呢？"

李教授："地中海饮食是地中海国家典型的饮食模式，其特点主要是高摄入量的特级初榨橄榄油、绿叶蔬菜、水果、谷类、坚果和豆类，适量摄入鱼类和其他肉类、乳制品和红酒，以及低摄入量的鸡蛋和糖果。"

小智："这种饮食方式主要是提倡摄入多种类的食物，对吗？"

李教授："对，这种多种营养素搭配的饮食模式更能降低阿尔茨海默病的发病风险，改善认知功能。橄榄油中含有大量单不饱和脂肪酸和多酚，鱼中含有大量多不饱和脂肪酸，蔬菜和水果中含有抗氧化性营养素和非营养活性物质，奶制品中含有有益比例的多不饱和脂肪酸，葡萄酒中含有多酚化合物，尤其是其中的白藜芦醇被认为对中枢神经系统有益。地中海饮食中食物的多样性提供了多种有益于认知的营养元素，通过营养物质的均衡摄入可以起到改善认知功能的作用，多项研究证明，长期坚持地中海饮食与认知功能下降率有关，表明健康的饮食习惯可以预防或延缓认知能力下降。"

小智："这种饮食方式听起来很好，可是有时候实现起来比较难，跟我们普通人的生活还是有一定距离的。"

李教授："我们可以在借鉴地中海饮食模式的基础上，根据我国的饮食习惯进行调整，如可以在主食中增加粗粮与杂粮的比例、增加肉类和奶制品的摄入、选用优质食用油等，这样就和我们普通人的饮食习惯更加接近，具有比较好的操作性，能够在阿尔茨海默病的临床诊断之前起到良好的预防作用。"

小智："之前我还在书上看过生酮饮食，说是可以改善认知功能，有没有依据呢？"

李教授："生酮饮食是一种高脂肪低碳水化合物的饮食方式，最初用于治疗癫痫，随后逐渐发现生酮饮食具有保护神经的功能，且可以改善认知功能。生酮饮食主要包括：适量的脂肪，这里的脂肪指橄榄油、牛油果、有机黄油之类的优质脂肪；适量的优质蛋白质，主要指肉类、蛋类及豆类；大量的新鲜蔬菜，包括所有非淀粉类蔬菜，以及尽量少地摄入碳水化合物。"

小智："最近越来越多的人提到同型半胱氨酸，很多体检也做这个检查，很多人说同型半胱氨酸也和痴呆相关，什么是同型半胱氨酸呢？"

李教授："同型半胱氨酸是一种含硫氨基酸，为蛋氨酸（甲硫氨酸）代谢过程中产生的重要中间产物。正常情况下在肝、肾内被分解代谢，浓度维持在较低水平，其代谢需要叶酸、维生素 B_6、维生素 B_{12} 的参与，如果体内叶酸和 B 族维生素的含量不足，同型半胱氨酸大量堆积，引发高同型半胱氨酸血症，是冠心病、高血压、脑卒中等心脑血管疾病的危险因素，也会导致认知功能障碍，严重的还会导致阿尔茨海默病。"

小智："那怎么预防和治疗同型半胱氨酸升高呢？"

李教授："预防高同型半胱氨酸血症主要可以补充叶酸、维生素 B_6 和维生素 B_{12}。在我们日常生活中，黄绿色蔬菜和水果、坚果、蛋类、豆类、酵母及动物的肝脏、肾脏中富含叶酸；瘦肉、花生、糙米、香蕉等食物中富含维生素 B_6；肉类、动物内脏、鱼类、禽类、蛋类、贝类中富含维生素 B_{12}。轻度同型半胱氨酸升高可以通过饮食调整，中重度同型半胱氨酸升高在调整饮食的同时，还需在医生的指导下进行药物治疗，即补充叶酸、维生素 B_6、维生素 B_{12}。"

小智："除了 B 族维生素，现在市面上还有很多维生素制剂，是不是都对认知有益呢？"

李教授："维生素 C 和维生素 E 具有抗氧化特性，有研究证明维生素 C 和维生素 E 对认知也有益，可以适当摄入一些鱼油类及柑橘等。"

小智："现在很多食用油都说含有有益的油脂类，可以改善认知功能，这个有科学依据吗？"

李教授："有一些是有科学依据的，多不饱和脂肪酸对于预防及改善老年人的认知能力有积极作用。"

小智："那是不是油脂类吃得越多越好呢？"

李教授："当然不是，应该适度补充，饱和脂肪酸摄入过多会导致脂代谢紊乱，引发炎症，破坏肠道菌群，致使机体氧化应激增强等，因此与阿尔茨海默病的发病有关。同时过度摄入油脂类还会导致体重增加，研究表明，中年期肥胖引起的脂肪组织增多会导致胰岛素抵抗，晚期糖基化终末产物增多，脂肪细胞因子水平增高，这些都会增加痴呆的患病风险。通过控制饮食或运动锻炼将体重指数降至正常范围，可以降低患阿尔茨海默病的风险。"

小智："像我妈妈这样的老年人饮食需要注意什么呢？"

李教授："老年人的饮食与营养是影响认知功能的重要原因，营养摄入不足、体重减轻、肌肉质量恶化与认知功能障碍加重有关。"

小智："对，我也发现很多老年人都瘦了，瘦了不是更好吗？"

李教授："老年时期体重过低会导致痴呆发病的风险增加，体重下降、营养不良与很多疾病进展及认知衰退有关。充足、优质的饮食营养干预可改善老年人的认知功能。"

小智："很多老年人由于牙齿问题、经济问题，很多都存在挑食和食物种类单一的问题。"

李教授："是的，老年人应注意合理膳食、多元饮食及营养素的合理搭配，多种营养素联合比强调摄入某种营养素更能降低阿尔茨海默病的发病风险，改善患者的认知功能。"

小智："我发现我妈妈有时候进食比较困难，不能按时吃饭，有时候你给她吃她也不吃。看着她越来越瘦我也很着急，抵抗力会不会越来越差呢？"

李教授："阿尔茨海默病患者由于认知力下降及伴有其他疾病，往往在进食时会出现食欲下降、误食、吞咽困难、呛咳等，较容易发生营养不良。营养不良的阿尔茨海默病患者容易罹患其他疾病，主要是由于营养不良导致机体免疫功能下降，感染风险增高。所以需早期关注患者的营养状态，给予及时的饮食干预，补充足够的维生素、蛋白质，保证足够的热量摄入。良好的营养状况可延缓阿尔茨海默病的进展，提高患者的生活质量，延长生存期。"

小智："那平时我们该注意什么呢？"

李教授："平时在照顾痴呆患者时，要注意饮食定量、定时，养成规律的饮食习惯。患者有时会因为食欲不好、心情不佳而少食甚至拒绝进食，所以要选取营养丰富、清淡可口的食品；要将食物切成小块，易于吞咽，不要食用容易发生哽噎的食物；要注意帮助患者去除鱼刺、肉骨；饭菜温度要适宜，防止食物因过冷引起胃肠不适，或过热引起烫伤；选用一些不容易破损的餐具，以免发生意外；平时注意观察患者是否有捡拾垃圾、乱吃非食物的行为；在患者进食过程中密切观察患者的进食情况，做到耐心、细心，协助患者安全进食。"

小智："谢谢李教授，您的意思是说我们生活中应该注意营养的均衡摄入，特别是老年人，要利用各种方式保证营养的摄入，尽量避免认知功能的减退，是吗？"

李教授："对，我们日常生活中应该采用健康、合理、规律的饮食方式，摄入各种必需的营养物质，均衡代谢。"

（范清雨　张桂莲）

第四节　阿尔茨海默病与肌少症

1. 什么是肌少症，如何判断肌少症

经过一系列的评估，小智的母亲被诊断为阿尔茨海默病。

最近又有一个问题困扰着小智，那就是母亲除了认知能力下降外，身体也较以前瘦弱了许多，活动能力大不如前。尤其在搀扶母亲的时候，小智感觉母亲的胳膊上已经摸不到什么肌肉了。看到母亲耸肩弯背的样子，小智不由得一阵心酸，再次带着母亲来到病房找洪医生。

小智对洪医生说出了自己的担忧："洪医生，我的母亲以前走四五站路都没什么问题，最近走路更缓慢、费力了，整个人更是瘦弱了不少。我的母亲这又得了什么病吗？"

洪医生看了看小智母亲，对小智说道："以前都说'有钱难买老来瘦'，其实并不是这样的，我给你推荐一位老年科的医生，他会解答你的问题及忧虑。"

就这样小智带着母亲来到了老年科张教授的门诊。

张教授经过一系列的询问和检查后告诉小智，他的母亲在阿尔茨海默病的基础上存在着肌少症。

小智很是不解，什么是肌少症？为什么自己的母亲在阿尔茨海

默病的基础又会得了肌少症?

张教授向小智解释道:"通常我们所说的肌少症是一种与年龄增长相关的肌肉量减少、肌肉力量下降和 / 或躯体功能减退的老年综合征,当然也有因其他疾病导致的继发性肌少症,比如摔伤骨折后长时间不能活动、卧床所致的肌肉废用,或者脑梗死偏瘫的患者躯体肌肉失去了神经支配,再或者因为消化道肿瘤等导致的严重营养不良、肿瘤恶病质,内分泌代谢疾病以及基因遗传等因素而导致的肌肉量减少,等等。"

"你的母亲在洪医生那里住院时已经全面排除了肿瘤、内分泌代谢性疾病,也不存在长期不能活动或者卧床,因此,我认为她是出现了随着年龄增长的老年肌少症。老年肌少症是一种机体慢性老化的表现,主要特征是人体在老化过程中肌肉量的减少和肌肉强度的逐渐降低。这种疾病通常发生在年龄较大尤其是超过 60 岁的人群中。它可能影响老年人的日常生活,比如老年人的身体平衡和协调性降低,行走、爬楼、提重物和日常活动的能力都受到影响。此外,老年肌少症还会导致老年人的代谢率下降,呼吸系统和心血管系统的功能减弱,增加老年人住院、致残和死亡的风险。老年肌少症还会因为影响了老年人的生活质量,使其感到失望和抑郁。因此,老年肌少症对老年人的身体和生活都产生了深远的影响。自从

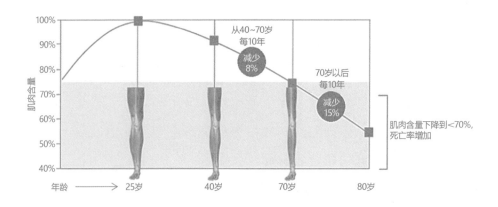

肌少症被提出来后，已经成为老年人身体健康不可忽视的问题。"

　　经过张教授的简单介绍，小智有些理解了母亲可能在阿尔茨海默病的基础上合并了肌少症，这是他第一次听说这种疾病。"为什么我的母亲会得这种病？"小智不由得更担心起母亲的身体状况来。

　　张教授看出了小智的担心与着急，接着向小智解释道："其实，老年肌少症在人群中非常常见，在一般的社区调查中显示，有9%～38%的老年人存在肌少症，尤其在80岁以上的老年人中，接近70%患有肌少症。老年肌少症发生的原因是肌肉质量和强度的逐渐下降。随着年龄的增长，肌肉的代谢水平降低，引起蛋白质合成减少，导致肌肉的量和强度均下降。老年肌少症的发生、发展也受到许多因素的影响。最常见的危险因素包括各种身体不良状况，如某些疾病、某些药物的使用、重度肌肉损失、蛋白质摄入不足等，而非理性的饮食（如减肥或偏食）以及缺乏足够的身体锻炼等也会对高龄人群的身体健康造成很大的损害。此外，不良的生活方式，如长期吸烟或过量饮酒，也会加速老年肌少症的发展。"

　　以下是几种主要对老年人肌肉健康造成影响的危险因素：

　　缺乏运动：长期缺乏运动是影响肌肉健康的重要原因之一。缺乏运动会导致肌肉萎缩和减少，影响肌肉的力量和协调能力。

　　不良饮食习惯：不良饮食习惯会影响老年人的肌肉健康，而缺乏蛋白质和维生素 D 等营养物质更是主要的危险因素。这些营养物质对肌肉细胞的合成和修复非常重要，因此不良的饮食习惯可能导致肌肉数量减少和强度降低。

　　药物：某些药物，特别是降脂类药物和肾上腺素类药物，也是老年肌少症的危险因素。它们可能影响机体蛋白质合成和肌肉生长，并导致肌肉数量减少和强度降低。

　　糖尿病：高血糖会对肌肉细胞产生有害影响，加上糖尿病导致的肾脏病变会造成蛋白质的异常流失，使机体缺少必需的蛋白质等营养物质，影响肌肉健康。

肥胖：可能大家会疑惑，已经肥胖了，身体看起来很壮实，怎么就出现肌肉减少了呢？其实肥胖是脂肪细胞的堆积，并不是肌肉组织，而脂肪细胞的充填会导致肌肉异常以及出现严重的肌肉损伤，并且肥胖还与糖尿病、代谢紊乱、动脉硬化等疾病相关，这些疾病也会影响肌肉的健康。

小智仔细想了想，母亲虽然没有吸烟、饮酒、乱吃药物或保健品等这些问题，确实自从退休以后在家里待着的时间明显增多，并且饮食越来越清淡，而且很少吃肉，似乎只有逢年过节才会见到肉。小智不禁觉得自己对母亲的关心还是太少了。小智问医生："张教授，那我的母亲现在就能够明确诊断肌少症了吗？我们还需要像在神经科一样住院做一些检查吗？"

"目前可用于诊断和评估肌少症的主要参数有肌肉量、肌肉力量、肌肉质量和躯体功能，每种参数都有其相应的测量方式，可供临床或科研工作使用。虽然在咱们这短短的几分钟交谈以及观察下，我认为你母亲存在肌少症，但是我们还是需要通过客观的证据去证实。不用住院进行相关的检查和检验，必要的检测还是要在门诊逐步完成的。"张教授回答道。

"原来确诊肌少症也需要这么多步骤啊。那么张教授您说的肌肉量、肌肉力量、质量和躯体功能究竟怎么测量呢？我在搀扶母亲时确实感觉她的胳膊很柔软，皮肤下面似乎除了一点脂肪已经摸不到什么肌肉了，通过这种触摸就能够明确诊断和评价病情的严重程度吗？我母亲之前确诊阿尔茨海默病时已经抽了不少血进行检验，这次我可不希望再抽那么多血进行检测了。"小智说道。

"放心吧小智，我们诊断肌少症并不依靠抽血化验，下面我一一告诉你，只需要你的母亲配合我们完成一些动作和少量的检测就能够准确诊断。"

肌肉量指人体骨骼肌的总数量（单位：g），四肢骨骼肌数量和功能的下降是老年肌少症最主要的特征，也是肌肉量评价的重要指标。双能 X 线吸收法是目前广泛用于测量四肢骨骼肌量的金标准，而生物电阻抗分析则因便宜和携带方便，用于广泛筛查。测量小腿围也是四肢骨骼肌量的有效筛查手段。

肌肉力量是指一个或多个肌肉群所产生的最大力量，上肢握力作为肌肉力量的评价指标已得到广泛认可，通常我们使用握力器进行检测。随着年龄的增长，下肢力量比上肢握力下降得更快，且直接与躯体活动能力有关。膝关节屈伸力量测定较为复杂，因此我们通常采用记录患者的 5 次起坐时间来简单、便捷地评价下肢肌肉力量。

肌肉质量指每单位肌肉所能产生的最大力量。这是一个新的概念，大多数以肌肉结构和组成的微观和宏观变化来评价肌肉质量，如肌肉中脂肪浸润的程度、肌细胞中水分的含量等。磁共振成像、计算机断层扫描技术、磁共振波谱等都有所应用，而肌肉超声不仅可以直接测量肌肉结构，包括肌肉厚度、肌纤维长度等，而且可以通过测量灰度值来评价肌肉脂肪浸润的程度，是现在比较常用的评价方法。

躯体功能被定义为可以客观测得的全身性躯体运动功能。它不仅涉及肌肉功能，也涉及神经系统功能。目前用于躯体功能测量的方法有多种，包括步速、简易体能状况量表、起立行走计时测试等。步速是最为简单、快速、安全的躯体功能评估方法，让患者行走 6m 并测量时间，求得平均步速，即可预测肌少症相关的不良预后。简易体能状况量表需要评价步速、患者特定三种姿势站立时间及 5 次起坐时间，并根据量表得到相应的等级分数，评估老年人衰弱的风险。起立行走计时测试则是记录患者从高度约 46cm 的座椅上起立，以最快、最稳的速度完成 3m 往返步行，最后重新坐回椅上的时间。这项测试可以综合反映个体的平衡能力和步行能力。长距离步行（如 400m 步行）可检测老年人的步行能力和耐力。

　　小智听了张教授的讲解，顾虑打消了不少，这些检查和检测手段听起来简单易行，也不需要母亲过多的配合，小智的心情瞬间轻松了不少。张教授紧接着向小智解释道："所以，通过双能 X 线可检测你母亲的肌肉量，在老年综合评估室则可完成握力、步速、5 次起坐时间、起立行走计时等测试，配合肌肉超声的检测，就可以诊断是否为肌少症，以及判断肌少症的严重程度。"

　　张教授边向小智解释着，边递给小智一张自测肌少症的量表（SARC-F 量表），"其实自己也可以通过这张表格上的问题自行判断你母亲是否存在肌少症"。SARC-F 量表（表 2）从肌肉力量、辅助行走、座椅起立、攀爬楼梯、跌倒次数 5 个方面评价骨骼肌的减少情况。总分最低 0 分，最高 10 分，≥ 4 分可初步临床诊断为肌少症。SARC-F 量表配合小腿围度测试使肌少症的初步判断准确性更高。对于小腿围度，一般测量右侧小腿围，双脚间距 20cm，腿部放松，正常值男性 ＞ 34cm，女性 ＞ 33cm。小智认真地回答着量表上的问题，并在张教授的指导下用软尺测量了母亲的小腿围度，他对母亲的病情已经有了初步的了解。这时张教授也把检查单递给了小智，并指引他领母亲前往老年综合评估室进行各项检测。

表 2　SARC-F 量表主要检测内容与方法

评估项目	具体问题	相应得分		
		0 分	1 分	2 分
肌肉力量	举起/搬运约 4.5kg 重物的难度	没有难度	有一定难度	难度较大，无法完成
辅助行走	步行穿越房间的难度	没有难度	有一定难度	难度较大，需要帮助，无法完成

续表

评估项目	具体问题	相应得分		
		0 分	1 分	2 分
座椅起立	从床或座椅站起的难度	没有难度	有一定难度	难度较大,没有帮助无法完成
攀爬楼梯	攀爬 10 级台阶的难度	没有难度	有一定难度	难度较大,无法完成
跌倒次数	过去 1 年中跌倒的次数	0 次	1~3 次	4 次及以上

　　小智带着母亲逐一完成了张教授开出的各项检查和检测,这个过程比小智预想得顺利很多,得到结果后小智再次前往张教授的门诊。小智母亲小腿围明显小于 33cm,而 SARC-F 量表超过 11 分,就可能是"肌少症"患者。在老年综合评估室进行评估后发现,小智母亲的握力明显小于 18kg,6m 步速小于 1.0m/s,5 次起坐时间超过 12 秒,简易体能测试量表得分小于 9 分,双能 X 线得到的四肢肌肉量小于 5.4kg/m²。"小智,你的母亲已经发生了严重的肌少症,也就是肌肉量减少、肌肉力量下降和躯体功能下降都已经发生了。"张教授对小智说道,"其实当我们诊断一个患者存在肌少症后就会继续评估患者的衰弱程度、日常生活能力、认知功能,并排查可能导致肌少症的其他疾病因素。你的母亲已经在前期诊断阿尔茨海默病住院期间进行了相关检查和检验,因此,节约了我们本次的就诊时间。"小智听到张教授的明确诊断,心情变得有些沉重,母亲在阿尔茨海默病的基础上又合并了肌少症,这两个病为什么会同时发生呢?

2．阿尔茨海默病与肌少症之间的关系

阿尔茨海默病和肌少症是两种常见的老年疾病，这两种疾病之间的关系是复杂的。首先，这两种疾病的症状不同。阿尔茨海默病的症状主要集中在认知和行为方面，如记忆减退、迷失方向、语言表达困难等；而老年肌少症的症状主要涉及肌肉，如肌肉无力、萎缩等。其次，阿尔茨海默病和老年肌少症的病因不同。阿尔茨海默病的发病原因是大脑中神经元损失，从而导致认知和记忆能力下降；老年肌少症则是由于肌肉组织的退化和减少引起的，从而导致肌肉无力和健康状态异常。此外，阿尔茨海默病和老年肌少症在治疗和管理方面也存在较大的差异。针对阿尔茨海默病，目前尚无治愈方法，但药物治疗可以缓解症状并延缓疾病的进展；而老年肌少症的治疗主要包括物理治疗、康复训练和疼痛管理等，帮助患者维持肌肉健康。

尽管在疾病类型、病因和症状等方面存在一定的区别，但它们之间仍然存在某种程度相互影响的关系。一些研究表明，阿尔茨海默病和老年肌少症可能存在一些共同的风险因素。体力活动不足、炎症等因素都可能导致阿尔茨海默病和老年肌少症的出现。因此，对于老年人而言，体育锻炼、日常运动和其他方面的积极行动都是预防和缓解疾病的重要手段。同时，近年来的研究表明，阿尔茨海默病也可以影响老年人的肌肉功能，从而进一步导致老年肌少症的发展。阿尔茨海默病患者的营养状况和食欲通常较差，这使得他们的肌肉无法得到充分的营养支持，从而加速了老年肌少症的发展。此外，阿尔茨海默病会引起老年患者的认知和运动功能障碍，导致他们日常生活中动作不协调、过度运动、行走能力降低等，也会加速肌肉退化和老年肌少症的发展。

另一方面，从生物学角度来看，神经系统、运动系统、免疫系

统和炎症过程相互影响，这可以解释阿尔茨海默病为什么会与肌少症互相影响。首先，神经元的损失与认知和肌肉功能的丧失有关，神经元在大脑皮质和肌肉组织中起着重要作用。在大脑皮质，有一些区域与记忆、情感、语言和注意力等认知功能紧密相关，这些区域与运动区域之间的直接或间接联系有时候也可以影响肌肉的收缩。对于许多老年人而言，随着神经系统的衰退，他们的肌肉功能也会有所下降，从而导致老年肌少症的发生。其次，阿尔茨海默病和肌少症的病理生理变化也可能在两种疾病之间产生关联。例如，自由基损伤、蛋白质聚积和乙酰胆碱不足等与这两种疾病的发生都有关联。此外，运动系统和认知系统之间的连接是潜在的生物学机制之一。神经肌肉单元包括神经元和肌肉纤维，它们之间的联系对运动控制至关重要，这一联系还与智力过程的发展有关。这也可能是为什么肌肉弱化和认知功能下降在老年人中常常一起出现的原因。再次，激素对认知和肌肉功能的影响也很显著。有研究表明，一些激素，如睾酮和雌激素，对肌肉健康和认知功能都有积极的作用。随着年龄的增长，睾酮和雌激素水平下降，这可能会导致肌肉弱化和认知功能下降。因此，在老年人中，采用激素治疗成为预防和治疗认知功能和肌肉退化的方法之一。最后，炎症也被认为是影响认知和肌肉健康的重要因素之一。高水平的炎症标志物往往与认知和肌肉健康的下降相关。而各种膳食和生活方式（如运动和饮食）可以直接或间接地影响炎症水平，这无疑会对认知和肌肉健康产生影响。

小智仔细听完后，说："张教授，现在我明白了，阿尔茨海默病和肌少症有着共同的危险因素，以及一些相互促进发展的共同生物学机制，那么是不是有共同的防治和管理办法来应对这两种疾病呢？我母亲已经吃了不少药物，我可不想再让她添加更多的药物。"

3. 如何治疗肌少症，从而改善阿尔茨海默病

"其实你说得很对，在肌少症和阿尔茨海默病的防治上确实有很多的共同点，可以通过防治肌少症从而改善认知功能。下面我先给你讲讲我们对肌少症是如何防治的。"张教授讲道。

"肌少症的治疗首先要去除诱因、改善病因。比如吸烟、饮酒都会导致肌少症。因此，建议纠正不良的生活方式，戒烟、戒酒。多种慢性疾病与肌少症的发生也密切相关，需积极治疗基础疾病，预防和逆转肌少症的发生和发展。"张教授继续说道，"小智，你母亲的生活方式还是比较健康的，没有烟酒等不良嗜好，之前的排查中也没有发现合并内分泌等系统性疾病。因此，我们认为你母亲出现肌少症的最主要原因是营养不良，而防治营养不良也是防治肌少症的一个最主要措施。下面我给你讲讲如何防治营养不良。

首先需要给所有肌少症的老年人进行营养筛查，通常使用微型营养评估量表进行营养状况的评估（表3）。其包括近3个月体重丢失、体重指数、近3个月有无应激或急性疾病、活动能力、神经精神疾病、近3个月有无饮食量减少、是否能独立生活等情况。微型营养评估量表评分标准：前六项总分 ≥ 12.0 分即为营养良好；< 12.0 分者继续进行测试；微型营养评估量表总分 ≥ 24.0 分为营养良好，23.5 ~ 17.0 分为潜在营养不良，< 17.0 分为营养不良。

"小智，通过微型营养评估量表评定你的母亲存在营养不良的情况，并且在此前的住院检查中白蛋白也较正常值低，是需要进行营养补充的。"张教授说道。

"张教授，我母亲退休以后总是保持着十分清淡的饮食，平时的饭菜中虽然有些鸡蛋，但很难见到鱼、肉，而且年轻时喝牛奶就容易拉肚子，年纪大了更不喝奶了。"小智说。

"根据营养评估结果来看，给予足够的能量摄入是保证肌肉量

表 3　微型营养评估量表

指标	分值	标准	分值	标准	分值	标准
近 3 个月体重丢失	0	>3kg	1	不知道	2	1～3kg
BMI（kg/m²）	0	<19	1	19～20.5	2	21～22.5
近 3 个月有无应激或急性疾病	0	否	2	是		
活动能力	0	卧床或轮椅	1	能下床但不能外出	2	能外出活动
神经精神疾病	0	严重痴呆或抑郁	1	轻度痴呆	2	没有
近 3 个月有无饮食量减少	0	严重减少	1	减少	2	无减少
是否能独立生活	0	不能	1	能		
每天服用 3 种以上药物吗	0	是	1	否		
身上是否有压痛或皮肤溃疡	0	是	1	否		
每日用几餐	0	1 餐	1	2 餐	2	3 餐
每天摄入奶类，或每周摄入两次豆制品，或每天吃鱼、肉、禽类食品吗	0	0～1 项	0.5	2 项	1	3 项

续表

指标	分值	标准	分值	标准	分值	标准
是否每餐都吃蔬菜水果	0	否	1	是		
每天饮水量	0	<3 杯	0.5	3～5 杯	1	>5 杯
进食情况	0	依赖别人帮助	1	能自行进食但稍有困难	2	可自行进食
自我营养评价	0	营养不良	1	不能确定	2	无营养不良
与同龄人相比认为自己的营养状况	0	没别人好	0.5	不知道	1	一样
上臂围（cm）	0	<21	0.5	21～22	1	≥22
小腿围（cm）	0	<31	1	≥31		

和肌肉质量的必要条件，尤其是补充足量的蛋白质。老年人的蛋白质合成效率下降，需要补充比年轻人更多的蛋白质进行肌纤维的合成，但老年人的口腔咀嚼功能下降，胃肠道消化功能明显减退，特别容易出现蛋白质摄入不足。如果再像你母亲这样偏食就更容易出现营养不良而导致肌少症了。"张教授继续向小智解释道，"对于非肌少症的 60 岁及以上老年人，建议每日蛋白质摄入量为每千克体重 1.0～1.2g 以预防肌少症的发生；对于明确诊断的肌少症患者建议每日蛋白质摄入量为每千克体重 1.2～1.5g；而对合并严重营养不良的肌少症患者每日蛋白质摄入量为每千克体重 1.5g 以上；蛋白质摄入需平均分布于每日的 3～5 餐中。富含亮氨酸的优质蛋白质有利于促进蛋白质合成、减少肌少症的发生，推荐肌少症患者亮氨酸的每日最低摄入量为每千克体重 55mg。"

"张教授，我应该如何来给我母亲增加营养摄入呢？"小智忧心地问道。

"首先，根据计算你的母亲每天至少需要摄入 75g 的蛋白质（相当于 270g 瘦肉），而其中优质蛋白比例达 50%，并且将这些蛋白质均衡分配到三餐中进行摄入；优质蛋白富含亮氨酸等支链氨基酸，如瘦肉、鱼、去皮鸡肉和蛋清等，但必须注意这些食物中饱和脂肪酸及胆固醇含量较高。植物蛋白是蛋白质的另一来源，主要存在于豆类食物中，植物蛋白中含的饱和脂肪酸及胆固醇都很低，同时含有大量膳食纤维，是糖尿病或高血糖人群最适宜食用的蛋白质。但植物蛋白的消化利用率低于动物蛋白。因此，动物蛋白和植物蛋白要适度搭配。

其次，对于肌肉量丢失和肌肉功能减弱的老年人，在控制总脂肪摄入量的前提下，应加大对 n-3 多不饱和脂肪酸和必需脂肪酸的摄入，如深海鱼油、海产品等富含 n-3 多不饱和脂肪酸。推荐 EPA（二十碳五烯酸）和 DHA（二十二碳六烯酸）平均每日摄入量为 0.25～2g。

再次，老年人维生素 D 缺乏的风险增加，有必要检测所有肌少症老年人体内维生素 D 的水平，当老年人血清维生素 D 水平低下（≤100nmol/L）时，应补充维生素 D。建议维生素 D 的补充剂量为 15μg/d，补充维生素 D_2 与维生素 D_3（维生素 D_3 补充剂量大于 700U/d）对血清维生素 D 水平的影响具有同样的作用，可以替换使用。增加户外活动时间有助于提高老年人的血清维生素 D 水平，从而预防肌少症。应适当增加海鱼、动物肝脏和蛋黄等维生素 D 含量较高食物的摄入。

此外，鼓励增加富含抗氧化营养素（维生素 C、维生素 E、类胡萝卜素、硒）食物的摄入，以减少与氧化应激有关的肌肉损伤。可适当补充含多种抗氧化营养素的膳食补充剂。

简单来说，就是一日三餐尽量按照《中国居民膳食指南（2022）》的要求去组合，一个鸡蛋两杯奶，你的母亲对于牛奶不耐受也可以由酸奶代替，三到四两荤菜，这其中可以搭配豆腐等豆制品，基本上就是每日摄入鱼、禽、蛋和瘦肉 120~200g，搭配 200~300g 主食，300~500g 果蔬。"

"张教授，我母亲现在很难进食这么多的食物，而且她的吸收能力似乎也变差了。还有没有什么方式能够改善我母亲现在的状况呢？"

"对于进食量确实无法得到保证或存在一定的吸收障碍的肌少症老人，可以适当添加营养补充剂，经口营养补充有助于防治疾病相关性营养不良。比如，在每日膳食和锻炼的基础上，每天 2 次，于餐间或锻炼后摄入 15~20g 蛋白质补充剂（含 7.5~10g 必需氨基酸或 2.0~3.0g 亮氨酸，通常含其他营养物质或 200kcal 能量），有助于克服增龄相关的肌肉蛋白质合成抗性。"

"小智，你可以先尝试通过合理膳食给你的母亲增加营养摄入，改善肌少症，网上也有不少的'养肌、增肌'食谱可以用来尝试。

同时可以适当地增加蛋白质补充剂，如果依旧不能改善那么可以通过肠内营养剂进行补充。"

"张教授，我懂了，除了增加饮食的营养，我们还有什么办法治疗肌少症吗？"

"除了饮食营养，运动训练也是预防和改善肌少症患者的肌肉量、强度的重要手段。"

"运动，尤其是抗阻运动能显著增加肌肉量和肌肉力量。抗阻训练联合营养补充可以显著提高躯体功能、肌肉量和力量。目前越来越多的中老年人加入了器械抗阻运动的行列，以期获得更多的肌肉量。但实际上，从肌少症治疗的角度来说，有氧运动与抗阻运动的作用大致差不多。有氧运动可以减少身体脂肪的比例，降低代谢性疾病的风险；改善心肺功能，改善肌肉代谢以及整体的协调能力，进一步改善老年人的活动能力。因此，我们建议老年人进行多种方式的联合性运动来有效改善躯体功能，包括有氧运动、抗阻运动、拉伸运动及平衡运动。可以增加日常身体活动量，减少静坐 / 卧。每天进行累计 40～60 分钟的中 - 高强度运动，包括快走或慢跑，其中抗阻运动 20～30 分钟，以举哑铃、拉弹力带等抗阻运动为基础，每周 ≥ 3 天，能有效改善肌肉力量和身体功能。抗阻运动同时补充必需的氨基酸或优质蛋白质效果更好。"

"值得注意的是，老年人往往合并多种慢性疾病，如高血压、糖尿病、冠心病等，运动需在基础疾病控制稳定后才可实施，并需要制订个体化的运动处方，以避免不适当运动造成的损伤和不良风险。我们医院有专门的康复科对患有肌少症的老年人进行评估，并开具运动处方，你也可以在有时间的时候去咨询一下。"

小智频频点头，表示自己理解了张教授讲述的饮食和运动对于肌少症的干预，他接着问道："除了饮食和运动的方式，是否还有药物能够治疗肌少症呢？"

"药物方面，胰岛素可以促进快肌纤维蛋白质的合成。促肾上腺皮质激素具有营养运动神经元作用。睾酮、雌孕激素替代治疗及选择性雌激素受体调节剂均在研究中被证实可以增加人体的肌肉含量，但目前用于临床治疗肌少症的证据仍不够充分。对于因性激素缺乏导致的严重肌少症的患者，可在排除高危因素的前提下，试验性补充小剂量激素。此外，中医中药对于肌少症的防治也值得进一步尝试和探讨。但是对于老年人逐渐产生的肌少症，则很少使用药物治疗，最主要的办法仍是通过饮食、锻炼和保持健康的生活方式来改善运动功能和肌少症。"张教授回答道。

听了张教授的讲述，小智已经明白如何通过日常的饮食和锻炼改善母亲的肌少症，那么，这些对于母亲的认知功能障碍有没有作用呢？

张教授耐心地解释道："前面我已经介绍了阿尔茨海默病与肌少症之间的关系，它们有部分共同的发病机制，相互影响。因此通过饮食和运动能够改善肌少症，同样可以改善阿尔茨海默病的认知功能障碍。"

"张教授，非常感谢您的解答，让我充分了解了肌少症，也了解了肌少症与阿尔茨海默病的关系，更让我坚定了通过饮食和运动训练促进我母亲的认知功能与肌肉康复。"

小智带着母亲离开了，看着他们缓慢行走的背影，张教授既欣慰又有点心酸。欣慰的是能够帮助到这对母子，心酸的是在社区中还有很多像小智母亲这样的老年人不了解阿尔茨海默病，也不了解肌少症。而更多的科普与宣传是一名医生的责任与使命。

（李琛 张桂莲）

第五节　阿尔茨海默病与光照

小智及其兄弟姐妹听说阿尔茨海默病会遗传，苦恼不已，为如何预防阿尔茨海默病而发愁。最近有新闻报道，科学家们通过光照减轻了阿尔茨海默病小鼠的病情，改善了认知；另一些新闻则说，光照不足会增加阿尔茨海默病发病的风险。因此，带着一些疑问，小智再次找到李医生。

小智最急切的一个疑问是阳光照射能否预防阿尔茨海默病。

关于这个问题，李医生给出了肯定的回答："阳光照射和阿尔茨海默病关系密切，适宜的阳光照射对认知功能具有保护作用。长期阳光照射不足的人群，认知障碍发病率较高，而平常接受阳光照射较多的人群，总体认知功能也较好。夏季每天1小时，冬季每天2小时的阳光照射是比较合适的。"

小智将信将疑，紧接着追问，为什么阳光照射能够预防阿尔茨海默病。

李医生看着小智仍带有疑惑的眼神，继续说："阳光照射可以保护认知功能的机制目前还不完全清楚，可能通过多种途径。例如，促进维生素D生成。在没有特意补充的情况下，阳光中的紫外线照射对于维生素D的合成至关重要，是维生素D的主要来源。维生素D水平不足可以导致痴呆发病风险的增加。"

小智听后灵光一闪："那我是不是只补充维生素D就可以了？"

李医生继续说："老年人群，尤其是缺少户外活动的人群或者已经有骨质疏松的人群，适当地补充一些维生素D是必要的。但是，补充维生素D不能完全替代阳光照射的作用。阳光照射是影响昼夜节律（也就是咱们平常说的生物钟）最主要的因素。昼夜节律失常对神经内分泌系统具有不利影响。阳光直接影响睡眠-觉醒周期、情绪和认知功能，这被称为光照的非图像形成功能。"

小智又问："那么阳光照射是不是越多越好，越强越好呢？"

李医生说："对于以室内工作为主的人群，大多数阳光照射是欠缺的。但凡事过犹不及，阳光照射也不是时间越长越好，光线强度也不是越强越好。一项针对英国 36 万人群的研究显示，光照夏季每天 1 小时、冬季每天 2 小时的人群患痴呆风险最低，时间过短和过长均会导致痴呆风险的增加。我们国家和英国的地区纬度、光线强度不同，准确的最适宜的光照时间并不完全确定，夏季每天 1 小时、冬季每天 2 小时可能是相对较合适的时间长度，也可以根据光照强度适当增减。"

小智听得入迷，李医生继续说道："除了光照时间不宜过短或过长外，光照也不宜过强。针对室外工人的研究发现，强太阳辐射暴露，尤其是当太阳直接照射头部和颈部时，会对认知功能产生不利影响。除了认知外，过度的阳光照射也可能引起其他健康问题，包括晒伤、皮肤癌（黑色素瘤、唇癌）和眼疾病（白内障、紫外线角膜炎）等。所以，在早晨或者傍晚接受光照是较为合适的，中午的强光照射也应该避免，在外出旅游时，还是应当注意防晒，必要时使用防晒霜。"

小智听了李医生的回答，下一个疑问又出来了："既然太强的阳光也不利于健康，那是否可以增加夜间的人工光照来预防阿尔茨海默病呢？"

李医生笑了笑，因为小智问的问题，也刚好是李医生接下来要说的："人工光照可以改善阿尔茨海默病患者的精神行为和睡眠节律，但对正常人是否有预防作用还不确定。相反，夜间不当的光污染可能对正常人的认知有害。长期夜间室外光照会引发抑郁、焦虑和脑功能障碍。研究显示，夜间长期暴露于室外光线会增加轻度认知障碍的风险。不当光照会抑制松果体褪黑激素分泌，导致昼夜节律紊乱和睡眠障碍，这可能是认知功能减退的原因。因此，夜间休息时应关灯，闭紧窗帘，避免室外光污染。"

"总结起来，就是适度的光照有助于预防阿尔茨海默病，每天光照在1~2小时是相对合适的，并根据光照的强度增减。同时也应该避免过长、过强的光照。夜间睡觉时应关灯，同时避免室外光线污染。"李医生最后总结。

小智愉快地结束了本次咨询。

（商苏杭　王瑾）

第六节　阿尔茨海默病与社交

阿尔茨海默病早期患者为了延缓病情进展，可以通过多参加社交活动进行预防吗？

小崔的母亲冀阿姨最近不爱出门了，而且整日唉声叹气，闷闷不乐，不爱搭理人，有时候莫名其妙发脾气、摔东西，弄得小崔不知所措。回想近几年来她经常发现母亲时不时翻箱倒柜找东西，有时都记不清上一顿吃了什么饭，还老爱唠叨。她最爱吃母亲做的搅团，可最近做的搅团味道已大不如从前。虽然母亲还可以自己出门坐公交车买菜，料理家务，照顾一家人的起居，可小崔心里还是不放心，于是带着重重疑惑来到一家大型三甲医院，找到了认知障碍专家张教授。

小崔对张教授说："真是奇怪，我母亲平时总是热心好客，乐于助人。不管是邻居还是乡里乡亲，都喜爱和她相处。我母亲还有一个爱好，就是午后爱打麻将，邀几位好友就开始了，四圈下来总有小赚。但是近半年母亲逐渐不爱打了，而且打麻将时速度变慢，算起账来也时不时会出错，母亲怕被邻居耻笑索性再也不出门了。

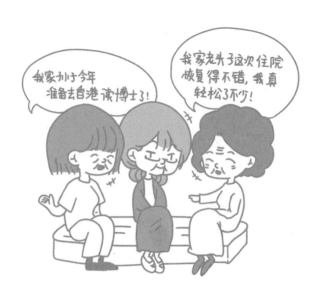

母亲自己唠叨着，不中用了，什么事情都做不好，整日唉声叹气，说没意思，甚至焦躁不安，心烦意乱，晚上睡不好，半夜总是醒，白天又没精打采。见了熟人也叫不出人家的名字，要多尴尬有多尴尬。"

张教授听后帮着分析，小崔母亲存在近期记忆力下降，做饭能力、打麻将水平减退，即执行功能的减低，同时情绪不稳定，有心烦、急躁甚至发脾气等焦虑症状，还出现闷闷不乐的情绪，对过去感兴趣的事情不再感兴趣，睡眠不好，这有可能是老年性痴呆的前期阶段，即轻度认知功能障碍阶段，虽然目前不影响日常生活和料理家务，但需要做一下神经心理测评，看是否达到痴呆的标准。还需要进一步明确目前的认知功能障碍是否符合阿尔茨海默病的特征。于是，冀阿姨在张教授的安排下住进了医院。

经相关检查后，小崔母亲诊断为轻度认知障碍，尚未达到痴呆的程度。小崔悬着的心终于放了下来。但张教授再三叮嘱："虽然您母亲的临床症状及神经心理评定考虑为轻度认知功能障碍，但是在达到痴呆之前有可能早已出现阿尔茨海默病的典型病理损害，我们称阿尔茨海默病前的轻度认知障碍期，所以有发展成阿尔茨海默病型痴呆的风险，下一步需要你的母亲定期来随访检查，进行神经心理测评。更重要的是采取一些干预措施进行预防，避免或延缓发展为痴呆。"小崔听后很急切地想知道如何做才能避免发展为阿尔茨海默病，张教授耐心地对小崔做了解释和建议，并趁此机会普及了一些有关阿尔茨海默病预防的知识。

社会参与度低、与外界接触少、孤独感强，都与患阿尔茨海默病型痴呆的风险增加有关。良好的社会参与包括广泛的社会关系网络，可以得到社会的普遍认可及较高的社会满意度，而不良的社会参与包括与周围环境隔离、自我孤立、缺乏社会支持和很少与社会接触。良好的社会参与可以预防痴呆，并且与更多的人接触、社会活动频繁、社会活动广泛均对痴呆有预防作用。而独居、社交网络有限、社会接触频率低、社会支持不足都是痴呆的风险因素。如果患者患有抑郁症，则会增加不良社交参与的风险，即不良的社交参与不仅仅是抑郁症的一个标志，而且当两者同时存在时，还会增加患痴呆的风险。

国外有研究发现，经常参加社会活动，可能会刺激认知，从而扩大认知储备，即便这些人在过世后发现有阿尔茨海默病的神经病理学改变，也未出现痴呆的情况。这项研究证明了社会化和认知储备之间的潜在联系。说明即便已经存在阿尔茨海默病的神经病理改变，如果经常参与社会活动，则能增加他的认知储备，从而预防痴呆的发生。

当老年人频繁与他们亲近的人互动时，认知能力要比那些社交少的老人要好。如果一个老人经常没有社交活动，一旦参加了某种社交活动，他们的表现会更好。如一个老人很久没有与家人联系，一旦频繁联系时，他的认知能力将显著提高。所以，当70～90岁的老人经历更频繁、舒心的社交活动时，他们的认知表现会更好。

总之，预防阿尔茨海默病是多角度、多维度的，包括控制危险因素、养成良好的睡眠习惯、合理膳食、多参加户外运动等，尤其是广泛的社会接触、多参与社交活动更能预防阿尔茨海默病的发生。

小崔听到这里便联想到自己的母亲，她曾经特别喜爱社交，与各种人都能打成一片，帮助他人，家里有好东西总愿意与邻居分享，便对张教授说："以后我要多鼓励母亲走出去。如果在外面不便打麻将，我们家里人陪她打。另外，关于她的情绪问题如何解决？"

张教授说："经过我们的心理评估，她有抑郁及焦虑状态，这种情绪或多或少都会阻碍她参与社会活动，不过请放心，通过药物治疗是可以缓解这些不良情绪的。"

小崔最后与张教授达成了共识，通过此次住院，母亲诊断为多认知域的遗忘性轻度认知功能障碍，按照医院的嘱托，小崔准备和家人一起面对这个疾病，采取多方面的预防手段，尤其是让母亲多参与社会活动，定期到记忆门诊复查。

（张虹）

第七节　阿尔茨海默病与心血管疾病

1. 阿尔茨海默病都是遗传获得的吗

李阿姨今年 60 岁，5 年前在社区活动中发现自己血压高。她平时自己去药店买降压药，只在头晕不舒服时才吃，没不舒服就不吃。听说长期吃药会损伤肝肾，李阿姨一年前就停了降压药。最近半年李阿姨发现自己的记忆力越来越差，而且活动剧烈时觉得胸口闷闷的，心慌，严重的时候会胸痛，睡眠也不太好，于是去药店买一些药物缓解这些症状。

热心的店员得知李阿姨有高血压病史，就主动给她测了血压，血压计显示血压非常高，心率也很快，店员建议李阿姨去医院看专科医生。

因为各种不适，李阿姨不敢耽误，来到医院门诊，找到了老年病科的谢教授。

谢教授经过仔细的病史询问和查体，给李阿姨安排相关的检查后，告诉李阿姨："因为长期血压控制不佳，并且同时有肥胖、血脂高、尿酸高、血糖异常等心血管疾病危险因素，所以可能合并了心血管疾病，并委婉询问李阿姨为什么没有规律服用降压药。"

李阿姨解释道："自己平时身体挺好的，没有不舒服，而且药物吃多了会损伤肝肾，停药以后也没有不舒服，所以没有服药，只是最近才有些胸闷、心慌、记性不好，是不是年纪大了就会这样。"

谢教授解释说："首先，很多问题不能完全归因于年纪大了，平时没有不舒服，是因为疾病处于发展阶段，很多问题没有表现出来。例如，高血压早期可以没有任何症状。但是，如果长期血压高，不服用药物把血压控制在正常范围内，加上胆固醇高、尿酸高、血糖异常、肥胖、缺乏运动等这些心血管疾病危险因素，容易引起血管壁的氧化应激、血管内皮破坏、慢性炎症、血小板过度激活和聚集，最终导致心脏肥厚、冠心病、心律失常等心血管疾病的发生。另外，您的记忆力变差可能与这些心血管疾病危险因素及疾病有关系。"

李阿姨很不解，问道："我母亲去世前就得了老年痴呆，医生说她是什么阿尔茨海默病，年纪大了就会这样，那我是不是遗传得了老年痴呆呀，这和我得心血管疾病有什么关系呢？"

谢教授娓娓道来："您别着急，先听我说，阿尔茨海默病只是痴呆的一种，也是最常见的一种，主要和年龄、家族遗传、基因突变等有关，但是它的发生还和一些获得性危险因素息息相关，这些因素包括高血压、糖尿病、动脉粥样硬化、心房颤动、冠状动脉疾病、吸烟、肥胖等，尤其是高血压。您看您中年的时候就有高血压、肥胖、高血脂、高同型半胱氨酸血症这些问题，也没有好好控制，就可能会加速阿尔茨海默病的发生。"

"那是不是我控制好这些危险因素，就不会痴呆了？"李阿姨急切地问道。

谢教授回答说："现在说这些为之尚早，我们需要先确诊您记忆力下降的原因，但控制好高血压、血脂异常、高同型半胱氨酸等这些心血管疾病危险因素肯定能够降低阿尔茨海默病的患病风险。我这边先给你办理住院，以便进一步诊治。"

2. 心血管疾病是阿尔茨海默病的同谋吗

李阿姨在女儿小爱的陪同下，住进了老年病科，做了一系列的检查，明确了高血压、血脂异常、高同型半胱氨酸、心肌肥厚、心律失常、冠心病、颈动脉斑块等，给予了积极有效的治疗，李阿姨的血压控制好了，胸闷、心悸也逐渐缓解了。

为了明确李阿姨记忆力下降的原因，老年病科邀请了老年综合评估的夏医生会诊。

夏医生经过一系列的病情询问和神经心理评估以及相关检查后告知李阿姨女儿小爱："您母亲记忆力下降考虑是轻度认知障碍，但是如果现在不控制，可能会进展为阿尔茨海默病，也就是所说的老年痴呆。"

"您的意思是我母亲还不是阿尔茨海默病，但是会发展成这个病吗？"小爱急切地问道。

"你可以这样理解。"夏医生回答说。

小爱很庆幸母亲发现得早，因为记忆中的外婆就是阿尔茨海默病，病重的外婆不仅什么都不记得了，最后连生活都不能自理，她不想母亲也变成这样。

"那有什么办法预防阿尔茨海默病呢？我之前听谢医生对母亲说她可能是因为心血管疾病控制不好导致的？是这个原因吗？"

夏医生解释道："引起阿尔茨海默病的原因有很多，包括遗传性和获得性因素，遗传方面包括年龄、痴呆家族史、基因突变等，这些因素我们暂时无法控制。但是在获得性因素方面，包括高血压、糖尿病、动脉粥样硬化、心房颤动、冠状动脉疾病、吸烟、肥胖和代谢综合征等，这些心血管疾病危险因素是导致阿尔茨海默病的重要危险因素，全世界多达 1/3 的阿尔茨海默病可能归因于可纠正的危险因素。通过控制这些心血管疾病的危险因素，可以控制病情，预防阿尔茨海默病。"

所以谢医生说的是对的。

李阿姨听到这里，脸上露出了悲伤，她没想到自己因为无知，不仅导致心血管不好，还可能会导致痴呆。如果自己痴呆了，生活不能自理了，将来还会给孩子带来很大的麻烦。

"那我还有的治吗？"李阿姨小心问道。

夏医生很坚定地告诉她："您目前属于轻度认知功能障碍，而且有可调控的病因和危险因素，只要对这些心血管疾病及其危险因素进行综合干预，就可以预防阿尔茨海默病。"

听到这里，李阿姨和小爱非常高兴，对未来又充满了希望。

3. 如何控制心血管疾病来预防阿尔茨海默病

"那我母亲可以从哪些方面控制心血管疾病来预防阿尔茨海默病呢？"小爱问道。

"您母亲目前处于轻度认知功能下降，她存在大量的可逆性阿尔茨海默病获得性因素，如高血压、高胆固醇血症、肥胖、高同型半胱氨酸血症、高尿酸血症、轻度血糖异常等，这些都是心血管疾病的危险因素。那我们就主要针对这些危险因素及其治疗来预防阿尔茨海默病。"

● 高血压与阿尔茨海默病

夏医生告诉小爱："在众多危险因素中，高血压可能是阿尔茨海默病最严重的危险因素，长期高血压会加速大脑中 Aβ-淀粉样蛋白的积累，促进内皮细胞过度产生自由基，导致神经元细胞坏死。所以控制好血压是李阿姨目前首先要做的。"

"家里有血压计吗？第一步是监测血压，知道自己的血压范围，这样才能发现是否异常。"

小爱连忙点头，以前自己对母亲的高血压没有上心，连一个血压计都没有给她准备，以后一定要好好陪伴母亲，叮嘱母亲。

夏医生强调道："每天规律吃降压药，定期找医生复诊，如果血压高了、低了或者波动的范围比较大，都需要找医生评估，评估是否调整药物。"

李阿姨问："有时候吃了降压药，血压低了还要继续吃吗？"

"血压低可能是你吃了降压药的结果，你不吃的话，前几天可能因为药物累积血压暂时不会高，但是当药物代谢没有了，你的血压就会升高，如果血压低得很厉害，就需要找医生调整药物。总之，你做任何决定之前，都可以找医生。"

"另外，我们需要从生活方式上改变，为什么有的人容易得高血压，有的人不会呢？高钠（高盐）低钾膳食、吸烟、社会心理因素、超重和肥胖、过量饮酒、高龄是我国人群高血压发病重要的危险因素。李阿姨您对照下自己，看您中了几条？"夏医生问道。

"是的，我吃得比较咸，有点胖。但是什么叫社会心理因素呢?"李阿姨疑惑道。

"比如遇到事情，压力大，容易紧张、生气、焦虑或者抑郁，睡眠不好等。"夏医生解释道。

"我心态还是比较好的。"李阿姨笑着回答。

"那么您就要从饮食和减重方面注意了。"夏医生说。

"肯定能做到的。夏医生可以大概给我们说下如何饮食和减重吗?"小爱问道。

夏医生笑着说:"每人每日食盐摄入量逐步降至 5g 以下，可以自己买个量勺；限制各类食物的钠盐摄入，包括各种含钠调味品（酱油、蚝油、鸡精、味精等）和加工食品等；增加富钾食物（如新鲜蔬菜、水果和豆类等）的摄入；清淡饮食，少吃含高脂肪、高胆固醇的食物，包括油炸食品和动物内脏；少吃加工红肉制品，如培根、香肠、腊肠等。同时配合适当运动，如散步、慢跑、游泳、打太极、跳广场舞等。"

小爱点点头，决定让妈妈生活得更健康。

● 高脂血症与阿尔茨海默病

夏医生继续说道:"随着生活水平的提高、饮食结构的变化和人均脂肪的摄入量明显增长，阿尔茨海默病的发病率逐年上升，高脂血症的个体具有更高的阿尔茨海默病易感性。在高脂肪和高热量饮食国家，阿尔茨海默病的发病率高于低胆固醇饮食国家阿尔茨海默病的发病率，故减少或干预高脂血症对预防和延迟阿尔茨海默病的发生具有重要意义。

大量的临床证据已经清楚地证明了阿尔茨海默病发病和进展中脂质种类及脂质代谢的改变。许多与脂质相关的变化出现在疾病的早期阶段。这表明，脂质代谢失调可能是该疾病的一种起始机制，可能与淀粉样蛋白发生、突触发生和低代谢发生相互作用，同时也突出了脂质作为早期主要干预对象的重要性。

简单来说，李阿姨的胆固醇和低密度脂蛋白很高，需要治疗来预防阿尔茨海默病。"

小爱问："那要怎么做呢？"

"首先，吃动平衡，保持健康体重。高脂血症人群在满足每日必需营养的基础上，通过改善膳食结构，控制能量摄入，维持健康的体重，减少体脂含量，有利于血脂控制；尤其对于超重和肥胖人群来说，应通过控制能量摄入以达到减重的目的，每天可减少300～500kcal 的能量摄入。高脂血症人群，除部分不宜进行运动的人群外，无论是否肥胖，建议每周5～7次体育锻炼或身体活动，每次30分钟及以上，包括快走、跑步、游泳、爬山或球类运动等，每天锻炼至少消耗200kcal 能量。

其次，调控脂肪，少油烹饪。限制总脂肪、饱和脂肪、胆固醇和反式脂肪酸的摄入：一是饱和脂肪摄入量应少于总能量的10%。高胆固醇血症者应降低饱和脂肪摄入量，使其低于总能量的7%。二是少吃富含胆固醇的食物，如动物脑和动物内脏等。高脂血症人群胆固醇每日摄入量应少于300mg，而高胆固醇血症者每日胆固醇摄入量应少于200mg。三是反式脂肪酸摄入量应低于总能量的1%，即每天不宜超过2g，减少或避免食用部分氢化植物油等含有反式脂肪酸的食物。四是适当增加不饱和脂肪酸的摄入，特别是富含ω-3系列多不饱和脂肪酸的食物。对高脂血症人群的食物制作应选择少油烹饪的方式，减少食品过度加工，少用油炸、油煎等多油烹饪方法，多选择蒸、煮等方式。

再次，食物多样，蛋白质和膳食纤维摄入充足。在控制总能量及脂肪的基础上，选择食物多样的平衡膳食模式，食物每天应不少于12种，每周不少于25种。在主食中应适当控制精白米面的摄入，适量多吃含膳食纤维丰富的食物。膳食纤维在肠道与胆酸结合，可减少脂类的吸收，从而降低血胆固醇的水平。同时，高膳食纤维可降低血胰岛素水平，提高人体胰岛素的敏感性，有利于脂代谢的调节。推荐每日膳食中包含 25 ~ 40g 膳食纤维（其中 7 ~ 13g 水溶性膳食纤维）。多食新鲜蔬菜，推荐每日摄入 500g，深色蔬菜应当占一半以上。新鲜水果每日推荐摄入 200 ~ 350g。蛋白质摄入应充足。动物蛋白摄入可适当选择脂肪含量较低的鱼虾类、去皮禽肉、瘦肉等；奶类可选择脱脂或低脂牛奶等。应提高大豆蛋白等植物性蛋白质的摄入，每天摄入含 25g 大豆蛋白的食品，可降低发生心血管疾病及阿尔茨海默病的风险。

最后，少盐控糖，戒烟限酒。高脂血症人群要控制盐和糖的摄入量。高脂血症人群要戒烟限酒，培养健康的生活习惯。完全戒烟和有效避免吸入二手烟，有利于预防动脉粥样硬化性心血管疾病，并改善高密度脂蛋白胆固醇水平。研究证明，即使少量饮酒也可使高甘油三酯血症人群甘油三酯水平进一步升高，因此提倡限制饮酒。

说了这么多，你们可能也记不住，等会讲完我给你们一张纸质版的饮食注意事项。"夏医生笑道。

小爱和李阿姨道："那就好，有这么多注意事项，饮食真是一门大学问，谢谢夏医生。"

● 肥胖与阿尔茨海默病

"研究发现，肥胖是阿尔茨海默病的一个重要风险因素。李阿姨可以通过减重来控制心血管疾病和阿尔茨海默病。"夏医生说道。

小爱："我们应该如何科学减重呢？"

"第一步，我们需要了解超重和肥胖的标准。一般用体重指数 BMI 来表示，它是用体重（kg）除以身高（m）的平方得到的数值。这个数值可以反映人体的胖瘦程度。在我国，BMI 小于 $18.5kg/m^2$，

属于体重过轻；18.5 ~ 22.9kg/m² 属于正常体重；23.0 ~ 24.9kg/m²
属于超重；大于 25.0kg/m² 属于肥胖。

第二步，计算 BMI 值并设定适合自己的体重目标，再划分
为细小的目标。比如要减重 10kg，先定一周减少 1kg，腰围缩小
1cm，三天不吃甜食，隔天运动一次等。以目标为导向，长期坚持
合理饮食和合理运动，杜绝盲目跟风。明确减肥的目的，再采取合
适的行为。"夏医生说道。

● 高同型半胱氨酸血症与阿尔茨海默病

夏医生继续解释道："同型半胱氨酸（Hcy），是一种含硫氨基
酸，是甲硫氨酸脱甲基后的产物。多种因素可导致血总同型半胱氨
酸（tHcy）水平的蓄积，形成高同型半胱氨酸血症（HHcy）。高同
型半胱氨酸血症可反映机体甲基化状态和转硫化的异常状态，损伤
细胞、组织、器官，是许多慢性疾病发生的独立危险因素或重要危
险因素，与高血压、高血脂、高血糖一样，是判定健康风险的重要
指标之一。"

"HHcy 主要通过氧化损伤、神经毒性、低甲基化、Aβ 神经毒
性、tau 蛋白磷酸化等途径，以及脂代谢基因异常、基因表达调控
等机制，在阿尔茨海默病发生发展过程中的多个环节发挥重要作
用。如何改善高同型半胱氨酸血症呢？"夏医生卖关子道。

"首先，目前临床可开展同型半胱氨酸、叶酸、维生素 B₁₂、叶
酸代谢基因等检测，明确同型半胱氨酸升高的原因。成人高同型半
胱氨酸血症划分为轻度（同型半胱氨酸 10 ~ 15μmol/L）、中度（同
型半胱氨酸 15 ~ 30μmol/L）和重度（同型半胱氨酸 ＞ 30μmol/L）。

其次，平时的管理治疗，包括健康的生活方式干预，如戒
烟、限酒、合理膳食、增加运动量；营养治疗，补充一定的营养。
①叶酸：每日补充 0.8mg 叶酸是降低同型半胱氨酸的最佳剂量。然

而仅依靠单一补充叶酸仍然有约 50% 的患者无法达标。临床需要注意大剂量的叶酸可能会掩盖维生素 B_{12} 的缺乏，引起锌的缺乏。②维生素 B_{12}：单独补充维生素 B_{12} 降低同型半胱氨酸的效果没有叶酸明显。但在缺乏维生素 B_{12} 或其基因有缺陷时，可以加大剂量或补充甲基钴胺素。③维生素 B_6：单独使用维生素 B_6 降低同型半胱氨酸的效果不明显，与叶酸、维生素 B_{12} 联合，有显著的协同作用。④天然甜菜碱：餐后补充甜菜碱降同型半胱氨酸的效果比叶酸效果好。甜菜碱可由胆碱生成，不仅安全，而且能够明显降低同型半胱氨酸，还能防止机体水分流失、保持细胞活力，促进身体健康。⑤胆碱：补充 2 周 2.6g 胆碱，可使平均空腹血浆 tHcy 降低18%。⑥联合补充：与单独补充叶酸相比，复合营养补充剂效果更好。⑦精准补充：临床中可以根据基因的多态性结合叶酸、维生素 B_{12}、维生素 B_6、胆碱、甜菜碱等营养素水平制订个性化的精准补充方案。"

"哦，高同型半胱氨酸血症会导致心血管疾病，还和阿尔茨海默病有关系，所以要降低它，通过补充叶酸、维生素是吗?"

"是的，你听得很认真。"夏医生很高兴地回答道，"另外，您的母亲虽然没有糖尿病，但是目前已经有血糖异常，需要控制血糖来预防心血管疾病和阿尔茨海默病。"

● 糖尿病与阿尔茨海默病

糖尿病是认知障碍和心血管疾病的独立危险因素，2 型糖尿病能使阿尔茨海默病的发生率增加 1.5 ~ 2.5 倍。所以，控制好血糖不仅可以降低糖尿病和心血管并发症发生的风险，还能帮助预防阿尔茨海默病。

夏医生说道："你母亲目前暂时不用服降糖药物，但是需要通过糖尿病治疗的五大基本原则来控制血糖。当今对糖尿病的治疗提倡综合治疗方式：饮食治疗、运动治疗、健康教育、药物治疗及自我血糖监测，又称治疗该病的'五驾马车'。

糖尿病患者的健康教育旨在让患者了解糖尿病知识并学会自我管理，这需要患者和家属的配合。健康教育有助于减少和延缓糖尿病并发症的发生。

饮食治疗很重要。糖尿病饮食治疗的原则是控制总热量，主食、副食、食用油都要控制，热量不能过多，同时，要合理配餐，不要吃太多的动物性食品，确保平衡的碳水化合物、脂肪和蛋白质。一天不少于三餐，每餐不多于二两。选择高纤维饮食和清淡饮食。

运动治疗有方法。规律运动可增加胰岛素的敏感性，有助于控制血糖，减少心血管危险因素，减轻体重。运动治疗的原则是注意个体化、安全性，从小量开始，逐步增加。

血糖监测不可少。通过血糖监测，有助于了解糖尿病患者的动态血糖变化，有利于糖尿病患者的治疗和管理。血糖监测一般包括三餐前、三餐后2小时、睡前、凌晨3点。此外，还应定期（一般为3个月左右）监测糖化血红蛋白、尿常规、肝肾功能、心电图和眼底变化等。

药物疗法是基础。2型糖尿病的药物治疗包括口服降糖药物和胰岛素治疗。2型糖尿病的治疗可根据病情采用阶梯方式治疗，即先用饮食疗法和运动疗法。

当然每一步讲起来又有很多内容，我会给你推荐内分泌的医生再次和你们解释。"

● 冠心病与阿尔茨海默病

夏医生继续说道："动脉粥样硬化性疾病如颈动脉内膜增厚、冠心病会增加患阿尔茨海默病的危险。冠状动脉疾病的严重程度是阿尔茨海默病的独立危险因素，并且这种关联与个体所携带的 *ApoE4* 等位基因密切相关。"

李阿姨已经明确有颈动脉内膜斑块及冠心病，这两者其实都是动脉的粥样硬化性疾病，冠状动脉粥样硬化性心脏病是指冠状动脉发生粥样硬化引起管腔狭窄或闭塞，导致心肌缺血缺氧引起的心脏病，简称冠心病。与前面所说的高血压、高血脂、肥胖、糖尿病、高同型半胱氨酸息息相关，所以控制好冠心病/颈动脉斑块的前提就是控制这些危险因素，这也是预防阿尔茨海默病的关键所在。

夏医生继续解释说："控制好高血压、高血脂、肥胖、糖尿病、高同型半胱氨酸等危险因素是第一步，在此基础上要预防冠心病、斑块的进一步发展，做好冠心病的二级预防。冠心病的二级预防是指现在已经患病，但是还没有发展到很严重的程度，目的是改善症状，降低病死率、病残率。冠心病二级预防用药应遵从'ABCDE'方案。"

A 是指抗血小板及 ACEI/ARB 药物

目前抗血小板药物主要包括阿司匹林、氯吡格雷、替格瑞洛、吲哚布芬等。此类药物可抑制血小板聚集，避免血栓形成而堵塞血管。已经确诊为冠心病的患者，若无活动性出血、急性胃肠道溃疡、对抗血小板药物过敏等情况，均应长期服用。

此外，血管紧张素转换酶抑制剂（ACEI）/血管紧张素受体拮抗剂（ARB），可改善心室重构，改善预后，能显著降低冠心病患者的死亡率和再发心血管事件的风险。

B 是指 β 受体拮抗剂，控制血压

常用药物有美托洛尔、比索洛尔等，可改善心肌缺血，减轻症状。给药剂量应个体化，可根据患者症状、心率及血压调整药物剂量。

对于合并有高血压的患者，首选 ACEI/ARB、β 受体拮抗剂，必要时加用其他种类降压药物。目标血压：130/80mmHg，并建议低盐低脂饮食。

C 是指控制血脂，戒烟

对于冠心病患者，低密度脂蛋白胆固醇目标值应＜1.8mmol/L。

吸烟是心血管疾病的高危因素，戒烟是冠心病二级预防的重要措施。

D 是指合理饮食，控制糖尿病

低盐低脂清淡饮食，减少胆固醇的摄入，限制酒和含糖食物的摄入。合并有高血压、心力衰竭的患者还应限制盐的摄入。

对于合并糖尿病患者，建议严格控制饮食和适当运动，监测血糖。

E 是指健康教育，适当锻炼

体力活动量应根据身体情况、体力活动习惯和心脏功能状态而定，以不过多增加心脏负担和不引起不适感觉为原则。要循序渐进，不宜勉强做剧烈活动。

"夏医生，我大致理解了，"小爱道，"我一定会帮助我母亲一点一滴做到这些的。"

"我相信你们一定能做好，控制好心血管疾病，同时预防阿尔茨海默病的发生，加油。"夏医生微笑道。

在此后一年内，李阿姨积极配合医生做治疗，将血压、血糖、尿酸、血脂、体重等控制在正常范围内。

夏医生再次见到李阿姨的时候，她整个人容光焕发，瘦了很多，说话也是中气十足，经过再次神经心理学评估，李阿姨的认知功能明显好转，这说明控制心血管疾病及其危险因素能预防阿尔茨海默病。

　　夏医生为李阿姨的病情好转感到非常高兴，随之陷入了沉思。随着生活水平的改善，因肥胖、高血压、糖尿病、高胆固醇血症、吸烟等导致的心血管疾病越来越多，这些心血管疾病的可调控危险因素同样会增加阿尔茨海默病的发病风险，因此对心血管疾病患者进行早期筛查，发现潜在的、可调控的病因和危险因素，并对原发病进行综合干预，可以显著延缓和减少认知障碍的进展和发生，对防治阿尔茨海默病十分重要。

（谢亮真　苏双）

认知症好朋友测试

　　"认知症好朋友"是英国阿尔茨海默病协会于 2013 年发起的一项全球公众意识运动。它旨在提高社会对认知症的认识，改变公众对它的误解，并解决认知症患者的污名化问题。"认知症好朋友"倡导标识是一朵蓝色的"勿忘我"，寓意为"守护记忆"。目前，世界上已有七十多个国家和地区加入了这场全球性社会运动，1 800 多万名"认知症好朋友"注册在籍。为扩大这一运动在中国国内的社会影响，我们结合相关知识与现实经验，编写出这份《认知症好朋友测试》，旨在为个体和照护者提供认知症及其应对措施的简易科普与专业培训，努力营造一个认知症友好型社会。

测试形式：闭卷　测试时间：150 分钟　满分：100 分

题号	一	二	三	总分
满分	50 分	20 分	30 分	100 分
得分				

一、单项选择题（每小题 2 分，共 50 分）

1. 对于认知症老年人来说，下面哪种类型的活动最有益处（　　）
　　A. 困难的　　B. 热闹的　　　C. 有意义的　　D. 多样的
2. 对于认知症老年人最好的感受是（　　）
　　A. 不同寻常的　　　　　　　　B. 明朗的

C. 有趣的　　　　　　　　　　D. 熟悉的

3. 阿尔茨海默病是一种神经退行性疾病，最先受到影响的记忆是（　　）

　　A. 远期记忆　B. 近期记忆　C. 重要记忆　D. 悲伤记忆

4. 当认知症老年人的行为不符合常理时，如随地大小便，我们应当（　　）

　　A. 马上纠正　B. 讲明道理　C. 理解宽容　D. 指责抱怨

5. 当患有认知症的张奶奶哭着要"找妈妈"时，下面哪种做法更加正确（　　）

　　A. 告诉她，您已经 80 岁了，您住在养老院

　　B. 告诉她，您的儿子都 50 多岁了，他一会儿过来看您

　　C. 告诉她，妈妈去买菜了，一会儿就回来

　　D. 告诉她，妈妈已经去世，永远不会回来了

6. 以下哪种行为没有增加环境的安全性（　　）

　　A. 将带刺的植物移出老年人居室

　　B. 当李爷爷用手指着镜子里的自己谩骂时，及时将镜子拿出去或用布帘遮挡住

　　C. 将清洗餐具的洗洁精放在方便易取用的地方

　　D. 离开照护区时，等门禁关闭后再离开

7. 以下哪种行为没有增加认知症老年人生活环境的稳定性和熟悉性（　　）

　　A. 建议老年人将自己的家庭合影放在桌子上的明显位置

　　B. 建议老年人自行决定床的摆放方向

　　C. 建议工作人员不要随意更换床头柜的位置

　　D. 建议家属不要将老人常用的水杯带入机构

8. 以下哪项措施不属于正确的感官刺激（　　）

　　A. 为避免老年人情绪激动，白天将房间内的窗帘拉上

B. 除了老年人熟悉的歌曲外，大自然声音（如流水、鸟鸣）也非常适合认知症老年人

C. 薰衣草精油有助于帮助老年人入眠

D. 鼓励有能力的老年人积极参与手工制作

9. 为了避免患者污名化，推荐大家通用哪种称呼（　　）

　　A. 老年痴呆　　　　　　　　B. 老年精神病

　　C. 认知症　　　　　　　　　D. 失智症

10. 下列哪种想法不适合认知症老年人（　　）

　　A. 我们应对老年人的认知状态抱有进取心

　　B. 我们应对老年人的认知状态抱有平常心

　　C. 我们应对老年人的认知状态抱有宽容心

　　D. 我们应对老年人的认知状态抱有理解心

11. 当认知症老年人出现个性异常时，我们不应采取以下哪种措施（　　）

　　A. 理解宽容　　B. 道德谴责　　C. 解释引导　　D. 安慰疏导

12. 大部分认知症尚无有效的治愈措施与药物，因此建议对患病老年人实施（　　）

　　A. 安宁疗护　　B. 功能护理　　C. 疾病护理　　D. 康复护理

13. 服务认知症老年人应做到"以人为本"，请问以下哪种说法是正确的（　　）

　　A. "以人为本"是指以工作人员的需求为根本

　　B. "以人为本"是指以家属的需求为根本

　　C. "以人为本"是指以老年人的需求为根本

　　D. "以人为本"是指以养老机构的需求为根本

14. 以下哪种音乐疗法的做法是错误的（　　）

　　A. 和老年人一起哼唱属于他们年代的歌曲

　　B. 播放白噪声，如雨滴声、猫咪呼噜声、海浪声

C. 为了增加治疗效果，将音量调至最大

D. 播放有助于认知康复的音乐，如莫扎特交响曲、α 脑波音乐等

15. 以下对老年人的称呼哪种不恰当（　　）

　　A. 老人熟悉且喜欢的昵称　　　B. 正式姓名（全称）

　　C. 老人以往的职务　　　　　　D. 床号或外号

16. 张奶奶反复指责护理员小郑偷盗其衣物，请问小郑的哪种做法正确（　　）

　　A. 及时向张奶奶解释，并据理力争

　　B. 对张奶奶的控诉无计可施，除非必要尽量远离

　　C. 仔细观察和询问，问清楚老年人丢失衣物的特征，并汇报管理人员

　　D. 向家属告状

17. 下面哪项做法不正确（　　）

　　A. 认知症晚期的老年人听不懂话，因此没必要和他们沟通

　　B. 及时提醒或帮助老年人如厕

　　C. 每天提供给老年人不少于 2 000ml 的饮水量

　　D. 鼓励和支持老年人参加日常活动

18. 与认知症老年人沟通时，应避免使用否定词 / 句，因此下列哪种说法是正确的（　　）

　　A. 你怎么又不记得了

　　B. 你的妈妈去买菜了，她晚上要给你做些好吃的

　　C. 你已经退休了，不用再上班了

　　D. 这个故事我听过很多遍了

19. 与认知症老年人沟通时，当您听不懂他们的话时，错误做法是（　　）

　　A. 抓住几个关键词，猜测整句话的含义

B. 使用感叹词，如"哦""嗯"

C. 平心静气，耐心倾听

D. 跟身边的同事悄悄讨论

20. 以下哪种衣服颜色不适合照护认知症老人的工作人员（　　）

    A. 粉色　　　　　B. 绿色　　　　　C. 黑色　　　　D. 橙色

21. 协助认知症老人洗澡时，下面哪种做法是错误的（　　）

    A. 保持光线明亮

    B. 加快洗澡速度

    C. 给他／她找个洗澡的理由，如今天有朋友来看望你

    D. 浴室内挂与洗澡相关的画

22. 与认知症老年人分别时，下面哪种做法不够得当（　　）

    A. 我要下班回家了　　　　　　B. 我要去趟医院拔牙

    C. 我要去趟厕所　　　　　　　D. 我要去喝杯水

23. 哪项做法有助于维护认知症老年人的尊严（　　）

    A. 不熟悉老年人生活习惯与偏好

    B. 举止亲切得体，文明用语

    C. 歧视老年人的身份背景

    D. 议论与评判老年人

24. 哪项做法有损认知症老年人的尊严（　　）

    A. 肯定老年人以往的贡献

    B. 替老年人完成他／她有意愿且有能力完成的事

    C. 认为每一位老年人都是独一无二的

    D. 保持老年人生活环境的整洁与舒适

25. 我们应当保护认知症老年人的隐私，下面哪种做法是错误的（　　）

    A. 避免老年人不必要的身体暴露

    B. 妥善保管老年人的文件资料

C. 把老年人的情况告诉不相关的人士或组织

D. 谈论老年人相关事宜时注意场合

二、判断题（每小题 2 分，共 20 分）

1. 认知症是随着年龄增长而正常衰老的必经过程。 （ ）

2. 认知症中占比最大的分型是阿尔茨海默病。 （ ）

3. 路易体痴呆会出现帕金森综合征的运动症状。 （ ）

4. 认知症只会发生在高龄老年人身上。 （ ）

5. 认知症只会影响老年人的记忆能力，不会影响其计算能力和判断能力。 （ ）

6. 精神类、麻醉类药品都属于高危药品，应妥善保管，仔细核对，严密观察。 （ ）

7. 药物治疗是认知障碍精神行为症状的首选措施。 （ ）

8. 为了更好预防认知症，我们应该关注老年人的血压与血糖。 （ ）

9. 为了帮助认知症老年人进行定向力训练，我们应当使用老年人感兴趣且有意义的时间、地点和人物。 （ ）

10. 专业照护者可以为认知症老年人提供完全一样的照护服务。 （ ）

三、简答题（每小题 2 分，共 30 分）

1. 请简单介绍认知症。

2．认知症包括哪些主要分型？

3．造成阿尔茨海默病的主要原因有哪些？

4．造成血管性认知障碍的主要原因有哪些？

5．哪种认知症会出现帕金森综合征运动症状？

6．阿尔茨海默病最典型的早期症状是什么？

7．哪种认知症分型更容易发生性格异常？

8．认知症有哪些分期？

9. 常见的认知功能训练有哪些?

10. 如何执行记忆力训练?

11. 如何执行定向力训练?

12. 在认知症的精神行为症状中, 妄想包括哪些表现?

13. 最适合认知症老年人的语言沟通技巧有哪些?

14. 最适合认知症老年人的非语言沟通技巧有哪些?

15. 认知症友好环境的设置原则包括哪些?

参考答案

一、单项选择题

1．C　2．D　3．B　4．C　5．C

6．C　7．D　8．A　9．C　10．A

11．B　12．A　13．C　14．C　15．D

16．C　17．A　18．B　19．D　20．C

21．B　22．A　23．B　24．B　25．C

二、判断题

1．×　2．√　3．√　4．×　5．×

6．√　7．×　8．√　9．√　10．×

三、简答题

1．认知症是指一种或多种认知功能（如复杂注意、执行功能、学习与记忆、语言、感知-运动功能、社会认知等）受到损害，包括主观认知障碍、轻度认知障碍和痴呆。根据病情严重程度，可分为轻度、中度和重度三个阶段。

2．认知症分型包括阿尔茨海默病、血管性痴呆、路易体痴呆、额颞叶痴呆等。

3．分为可控因素与不可控因素。不可控因素主要有遗传与年龄等。可控因素包括吸烟、抑郁、肥胖、社交孤立、高血压、糖尿病、听力丧失、低教育水平等。

4．主要有脑卒中（脑梗死、脑出血）和脑外伤等因素。

5．路易体痴呆。

6．近期记忆丧失，与大脑中海马体的结构、功能异常有关。

7．额颞叶痴呆。额叶主要与运动、注意力、执行功能有关。颞叶主要与记忆和情绪有关。

8．可以分为轻度认知障碍、中度认知障碍、重度认知障碍。轻度认知障碍患者基本自理，中度认知障碍患者部分依赖照护者，重度认知障碍患者完全依赖照护者。

9. 包括记忆力训练、定向力训练、语言交流能力训练、视空间和执行功能训练、计算能力训练。

10. 陪伴老年人一起看老照片与回忆往事，鼓励他们讲述自己的过往故事，维持他们的远期记忆；利用记忆数字、询问日期、复述电话号码，或回忆刚刚拿出的眼镜、钥匙等物品，提高瞬时记忆。

11. 使用老年人有感情且感兴趣的时间、地点和人物的常识记忆，将定向力训练融入日常生活与活动中。

12. 被窃妄想和被害妄想。常常源自老年人的不安全感，可向老年人提供支持性言语与行为。

13. 例如：将自己的问题简化，或提出的问题能让他们以"是"或"否"来简单回答；使用关键词改述对方的话；问相反的问题；追忆过去；寻找熟悉的对应物；利用偏好感觉；使用容易理解的图片、手势或文字。

14. 例如：镜像模仿，通过真诚的眼神接触，清晰、温暖的语音语调，观察并匹配对方的情绪，带着这种情绪说话；模糊法，将行为与需求联系在一起。

15. 确保环境的安全性，维持环境的稳定性和熟悉性，设计时间和空间的定向线索，提供多感官刺激。

（高亚暄　季若冰）

《药香》

白 鸦

江边，陌生的小城市

一个老人在顶楼的秋天里起身

大口呼吸露水

病中的记忆像铜锁

锁死他的头

有时候记忆像阵亡的名字掉了一地

只剩下无字碑

在拼命地回忆中他看见

一只夏天的蝉壳残留在碑上

他随手取下，闻到药香

从顶楼往下看，黑白的秋天里

有人早起，争吵

又很快止住

不止一只陌生的幼犬在愉快地相扑

一个陌生女子抬头看天

似乎也看见了他

晨光中，她的幼子像飞毛腿一样追赶一只白猫

又弄翻了黑色童车

从两栋陌生高楼的缝隙之间

他远眺，一小截江水

像煮沸的中药

这些年，顶楼不语

他在病中比别人更早地看见了

匆忙的雨，弧度极大的闪电

疾风中翻滚的麻雀

那陌生的闪电中

记忆的铜锁似有药香

一些似曾相识的脸，刹那间

在无字碑上闪现

谁有剔骨刀？

让他在碑上刻出陌生的名字

谁给他一把铁锯？

锋利一些，别让他怎么也锯不断铜锁

张媛媛对赋诗的释文：

《药香》是过程诗学创建者白鸦写的一首诗，诗中描写了一位记忆出现问题的患病老人。诗歌中的这个老人，一方面被往事中某个顽固的记忆所折磨，那个记忆像铜锁"锁死他的头"；另一方面他又被失忆所折磨，他"拼命地回忆"，但记忆"只剩下无字碑"。诗歌的叙述场景设定在陌生小城市的顶楼，这是带有孤独感和隔绝感的环境。患病老人从顶楼往下看，他眼里的世界似乎已与自己无关，黑白的秋天，陌生的城市，不语的自己，他看见的所有人、物、场景都是陌生的，他似乎完全失去了与世界的连接。

但事实并非如此简单，患病老人作为一个有机体的人，他心灵深处的生命微光不可能让他完全失去与世界的连接，他只是病了，迟钝了。因为他用病人的眼睛看世界，所以远眺江水"像煮沸的中药"。我们不能放弃他，他需要帮助。某些时候，患病老人在顶楼"比别人更早地看见了／匆忙的雨，弧度极大的闪电／疾风中翻滚的麻雀"。他依然有自己的感知，有生命的一抹亮色，哪怕是很微弱的亮色。这是诗歌呈现出的积极、温情、富有生命关怀的一面。患病老人，眼里的秋天是黑白的，但诗的名字《药香》却给病痛赋予了一种温暖的色调。

诗歌中的闪电，象征着生机和希望，可以理解为某种积极的刺激或触动。受到刺激的老人，记忆中忽然有了生动的迹象，一方面"记忆的铜锁似有药香"，这是比喻顽固记忆的折磨得到了舒缓。另一方面，"似曾相识的脸"在记忆中闪现，这些忽然发生的记忆的生动迹象，意味着患病老人的失忆复苏有了可能，与世界的重新连接有了可能。诗的结尾，剔骨刀刻名字和铁锯锯断铜锁，象征的是病人记忆的康复手段。诗歌语言生猛形象，用心慈悲痛切，充满了生命关怀的良知。